LET'S TALK ABOUT ENDOMETRIOSE

DR. MED. STEFANIE BURGHAUS • DR. SIGRID MÄRZ

D1728514

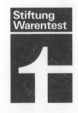

Stiftung Warentest

INHALTS-VERZEICHNIS

6 Let's talk about

7 Hilfe

Erklärung der Symbole

Jede farbige Textpassage bietet Ihnen spannende und besonders wissenswerte
Zusatzinformationen. Diese Symbole zeigen Ihnen, was Sie hier erwartet.

Gut zu wissen

Achtung!

Verblüffendes

**Eine kurze
Anleitung**

**Aus der
Forschung**

KANN DAS ENDOMETRIOSE SEIN?

Regelblutungen gehören zum normalen Leben – oft mitsamt den „üblichen" Schmerzen. Manche Frauen erleben aber Zyklus um Zyklus die Hölle. Die Ursache ist in vielen Fällen eine Endometriose.

Immer wieder schlimme Tage

Regelschmerzen können lästig sein,
für manche Frauen sind sie
jedoch schier unerträglich.
Dann steckt oft mehr dahinter.

„Schon wieder eine Krankmeldung?" Rebeccas Arbeitgeber ist verärgert. „Wie ist das möglich?", fragt der Personaler. Schließlich fehle Rebecca beinahe monatlich, mal einen, mal zwei Tage. Rebecca ist verzweifelt; und sie schämt sich. Genau wie Zeynep, die jeden Monat zwei Tage in der Schule verpasst, weil ihre Unterleibsschmerzen während ihrer Periode einfach unerträglich sind.

Rebecca und Zeynep stehen stellvertretend für etwa zwei bis vier Millionen Frauen in Deutschland; weltweit ist rund jede zehnte Frau während der reproduktiven Lebensphase, sprich: wenn sie theoretisch Kinder bekommen könnte, von Endometriose betroffen. Monat für Monat leiden sie während ihrer Regelblutung unter quälenden Schmerzen, die sie nicht nur bei der Arbeit oder in der Schule behindern. Einkaufen, Freunde treffen oder Sport machen – Endometriose reißt Betroffene aus ihrem Alltag.

Zu den eigenen Zweifeln kommen nicht selten wertende und verletzende Kommentare der Mitmenschen: „Regelschmerzen sind doch normal!", „Das habe ich auch, das ist einfach so." Oder: „Du bist aber ganz schön empfindlich, stell dich nicht so an!" Solche Aussagen zeigen: Unsere Gesellschaft nimmt Endometriose nicht als ernsthafte Erkrankung wahr. Viele Menschen wissen kaum etwas über diese Erkrankung. Betroffene werden belächelt, gar als Simulantinnen bezeichnet. Endometriose stigmatisiert!

Dabei ist an der Behauptung, Regelschmerzen seien normal, durchaus etwas dran. Die Natur gibt es dem weiblichen Geschlecht nun mal vor, dass Schmerzen bei der Menstruation per se nicht ungewöhnlich sind. Das hat folgenden Grund: Im Laufe des weiblichen Zyklus baut sich in der Gebärmutterhöhle, angeregt durch das Hormon Östrogen, eine dicke Schleimhaut auf, das Endometrium. Unter dem Hormon Progesteron stoppt das Wachstum und die Gebärmutterschleimhaut wandelt sich dann so um, dass sich eine befruchtete Eizelle einnisten und zu einem Embryo heranwachsen kann. Kommt es zu keiner Schwangerschaft, blutet die Schleimhaut ab – und der Zyklus beginnt erneut. Während der Periode bildet die Gebärmutterschleimhaut vermehrt körpereigene Botenstoffe (Prostaglandine). Diese sorgen dafür, dass die Muskulatur der Gebärmutter kontrahiert und die aufgebaute, aber nicht benötigte, Schleimhaut abstößt. Weil das Gewebe der Gebärmutter sich stark zusammenzieht, ist es weniger durchblutet und daher lokal schlechter mit Sauerstoff versorgt. Als Folge entstehen bei einigen Frauen Schmerzen während der Menstruation.

Medizinisch gesehen sind solche Beschwerden normal – sofern sie eine verhältnismäßig geringe Stärke aufweisen. Zudem lassen sie sich mit einem niedrig dosierten Schmerzmittel gut lindern. Endometriose ist allerdings etwas anderes: eine Krankheit, zu deren Symptomen (unter anderem) Regelschmerzen gehören, deren Stärke weit über die „normaler" Regelbeschwerden hinausgeht.

Das erschwert die Situation Betroffener zusätzlich: Selbst empathische, wohlwollende Mitmenschen haben oft Schwierigkeiten, Verständnis aufzubringen. Frauen etwa, bei denen es während der Tage regelmäßig „ein bisschen zwickt", können sich schwer vorstellen, dass andere regelrechte Höllenqualen leiden. Und auch Betroffene selbst zweifeln oft, bevor eine eindeutige Diagnose gestellt wurde, ob sie vielleicht doch einfach nur überempfindlich sind.

Wie viel Schmerz ist normal?

Was sind leichte, starke oder sehr starke Schmerzen? Eine Frage, die sich nur schwer beantworten lässt. Die Medizin versucht es trotzdem. Generell wird Schmerzstärke anhand einer Skala von 1 bis 10 beurteilt. Das bedeutet, dass Medizinerinnen und Mediziner Menschen, die unter Schmerzen leiden, auffordern, ihre Schmerzen auf einer Skala einzuordnen, beginnend mit schmerzfrei (0) bis hin zu maximal vorstellbaren Schmerzen (10). Eine geringe Schmerzstärke bedeuten Werte zwischen 1 und 5. Bezogen auf Regelschmerzen wären das die „normalen" Schmerzen. Bei allem, was darüber liegt, werden Gynäkologen und Gynäkologinnen hellhörig. Denn hinter diesen Schmerzen können sich Erkrankungen verbergen, zum Beispiel eine Endometriose.

Falls Sie nun das Gefühl haben, dass Ihnen das kaum weiterhilft, ist das verständlich. Tatsache ist: Schmerzen sind immer subjektiv. Wie stark jemand Schmerz empfindet, unterscheidet sich von Mensch zu Mensch. Ein universelles Schmerzmessgerät gibt es nicht. Sie können die Skala also nur vor dem Hintergrund Ihrer eigenen Erfahrungen anwenden. Es handelt sich lediglich um ein Hilfsmittel, das es erleichtern soll, über etwas so Subjektives wie Schmerz zu sprechen.

EIN SCHMERZTAGEBUCH KANN HELFEN: Damit Sie Ihre Schmerzen selbst gut einschätzen können – was Häufigkeit, Dauer und Stärke betrifft –, empfehlen Behandelnde, alles in einem sogenannten Schmerztagebuch zu notieren. Es erleichtert die detektivische Ermittlungsarbeit. Mehr darüber erfahren Sie im Abschnitt „Stark gegen Schmerzen" (ab Seite 96).

Als nicht normal gelten also Schmerzen bei der Menstruation, die auf der eben beschriebenen Skala einen subjektiven Wert von 5 übersteigen. Schmerzmittel helfen dann nur in höheren Dosierungen – wenn überhaupt. Wer derart starke Schmerzen hat, ist oftmals nicht mehr fähig, in die Schule oder zur Arbeit zu gehen. Zudem können mit diesen starken Schmerzen weitere Symptome einhergehen, etwa Übelkeit und Erbrechen.

Was heißt das alles nun für Sie? An erster Stelle sollte die Erkenntnis stehen, dass Frauen ihre Monatsblutung sehr unterschiedlich erleben – während die eine keinerlei Beschwerden hat, ist die nächste von zwar schwachen, aber monatlich wiederkehrenden Schmerzen (zu Recht!) genervt. Eine andere wird von nahezu unerträglichen Schmerzen völlig aus ihrem Alltag gerissen. Ein Vergleich ist also nicht möglich. Vertrauen Sie auf Ihre eigene Erfahrung, nicht auf die Kommentare anderer.

Es mag helfen, die eigenen Schmerzen mithilfe einer Skala einzuschätzen, doch zerbrechen Sie sich bitte nicht den Kopf darüber, ob Sie nun bei einer 4, 5 oder 6 stehen. Denn im Grunde ist es ganz einfach: Wenn Ihre Regelschmerzen Sie belasten, ist das immer ein guter Grund, sich in einer ärztlichen Praxis vorzustellen. Gute Behandelnde nehmen Sie ernst, und zwar unabhängig davon, wie die medizinische Einschätzung der Beschwerden letztendlich ausfällt, und suchen gemeinsam mit Ihnen nach den Ursachen.

Warnsignale erkennen

Wir haben eben von „normalen" Regelschmerzen gesprochen und solchen, die nicht mehr als normal gelten. Ärztinnen und Ärzte verwenden hierfür andere Begriffe. Sie unterscheiden zwischen primären und sekundären Menstruationsbeschwerden:

Primäre Menstruationsbeschwerden können bereits mit der ersten Regelblutung in der Pubertät auftreten, also bei der sogenannten Menarche. Sie entstehen, wenn die Gebärmutter sich zusammenzieht. Schuld daran ist Prostaglandin, ein hormonähnlicher Botenstoff, der während der Menstruation vermehrt produziert wird. Solche Vorgänge werden als physiologisch betrachtet, im Sinne von „natürlich" und „den normalen Lebensabläufen entsprechend". Kurzum: Auch in einem gesunden Körper kann diese Art von Menstruationsschmerzen auftreten, es besteht kein Grund zur Sorge.

Wichtig ist an dieser Stelle: Dass diese Schmerzen nicht krankhaft sind, heißt nicht, dass Betroffene sie stumm ertragen müssen. Auch bei „nur" Schmerzstärke 3 springt frau nicht gut gelaunt durch den Tag – und muss das auch nicht! Das Gute ist, dass sich primäre Menstruationsbeschwerden meist mit einfachen Mitteln lindern lassen, beispielsweise mit einer Wärmflasche oder einem entspannenden Spaziergang. Erlauben Sie sich, diese Mittel anzuwenden, was auch bedeutet, sich die entsprechende Zeit für sich zu nehmen. Wenn das nicht ausreicht, können Sie auch zu gängigen Schmerzmitteln greifen. Lassen Sie sich hierzu ärztlich beraten.

Sekundäre Regelschmerzen sind hingegen Beschwerden, die überwiegend später im Leben auftreten. Anders als primäre haben sekundäre Menstruationsschmerzen häufig eine Erkrankung als Ursache. Das können zum Beispiel Entzündungen, gutartige Muskelknoten, eine Endometriose per se oder eine Adenomyose sein.

 WAS IST EINE ADENOMYOSE? Bei der Adenomyose wächst Gebärmutterschleimhaut-artiges Gewebe in die Muskelschicht der Gebärmutter ein. Lange galt sie als Unterform der Endometriose. Heute wird sie oft als eigene Erkrankung angesehen. Mehr auf Seite 14 und 24.

„Sekundär" bedeutet hier also, dass diese Regelschmerzen ein Symptom für dahinterliegende Erkrankungen sind. Dieses Warnsignal sollte also ernst genommen werden, da diese Erkrankungen behandelt werden können oder sogar müssen.

MEHR ALS NUR BAUCHSCHMERZEN

Die Schmerzen können sich von „üblichen"
Regelschmerzen erheblich unterscheiden und auf den ganzen Körper auswirken.

Kopfschmerzen und Schwindel; chronische Erschöpfung und Depressionen

Blasenbeschwerden; Darmbeschwerden; Blähungen; vegetative Begleiterscheinungen, etwa Übelkeit, Erbrechen, Magenbeschwerden

Schmierblutungen und/oder starke Blutungen; Schmerzen um den Eisprung; Unterbauchschmerzen

Rückenschmerzen; Ausstrahlung der Schmerzen in die unteren Extremitäten

Noch ein Hinweis: Für primäre wie sekundäre Menstruationsschmerzen gilt, dass sie, wie der Name sagt, während der Regelblutung auftreten. Bei einigen Frauen kündigt sich die Blutung aber auch bereits einige Tage vorher mit Schmerzen an. Auch diese Beobachtung sollten Sie Ihren Behandelnden mitteilen.

Was sagt der Schmerz nun über eine mögliche Endometriose aus? Wie schon erwähnt, ist die Diagnose leider schwierig, und Schmerzen können auch andere Ursachen haben. Doch klar ist auch: Regelschmerzen – der medizinische Fachbegriff lautet Dysmenorrhoe – gelten als sogenanntes Leitsymptom der Endometriose. Als Leitsymptom bezeichnen Fachleute Beschwerden, die besonders auffällig oder prägnant für eine Erkrankung sind. Sie sind für eine Diagnose bedeutsam, weil sie einen ersten wichtigen Hinweis geben. Oft kommen bei einer Endometriose noch weitere Leitsymptome hinzu: chronische Unterbauchschmerzen, Schmerzen beim Geschlechtsverkehr (Dyspareunie), Schmerzen beim Stuhlgang (Dyschezie) und Schmerzen beim Wasserlassen (Dysurie). Auch ein unerfüllter Kinderwunsch kann auf eine Endometriose hindeuten (mehr dazu ab Seite 29 und in Kapitel 4).

Das Tückische ist, dass neben den Leitsymptomen eine Vielzahl anderer unspezifische Symptome auftreten können. Diese haben wir auf der Seite 9 in einer Übersicht zusammengefasst. Diese Umstände erschweren die Diagnose, vor allem, wenn unspezifische Symptome wie etwa Rückenschmerzen im Vordergrund stehen und die eigentlichen Leitsymptome in den Hintergrund rücken.

Warum dauert das so lange?

Manche Betroffene irren jahrelang von Ärztin zu Arzt, bevor sie die Diagnose Endometriose erhalten. In der Fachliteratur werden bis zu zehn Jahre angegeben. Warum dauert das so lange? Wie eben beschrieben, hat das viel mit den Symptomen zu tun: Endometriose ähnelt einem Chamäleon. Die Vielzahl und unterschiedliche Ausprägung möglicher Symptome machen sie zu einer komplexen und uneinheitlichen Erkrankung. Für Gynäkologinnen und Gynäkologen ist es daher eine unglaublich knifflige Aufgabe, eine Endometriose zu diagnostizieren. Hinzu kommen aber noch einige andere Gründe, die gar nicht direkt mit der Erkrankung zu tun haben, sondern eher mit den gesellschaftlichen Erwartungen.

Denn um überhaupt eine Chance zu haben, dem „Chamäleon" auf die Schliche zu kommen, müssen medizinische Fachpersonen zunächst einmal von den Symptomen wissen. Viele Betroffene warten jedoch sehr lange, bis sie sich ihrem persönlichen Umfeld oder medizinischem Fachpersonal anvertrauen. Der Grund: Die Regelblutung war lange Zeit – und ist es teils immer noch – schambehaftet. Sie galt als unsauber, eklig und etwas, worüber man am besten nicht spricht. Besonders Mädchen und junge Frauen scheuen sich deshalb auch heute noch, über so etwas Intimes mit anderen Menschen zu sprechen; ein Umstand, der den Leidensweg Betroffener unnötig verlängert.

 NIEMAND BLUTET BLAU! Bis heute sieht man im Fernsehen statt roter eine blaue Flüssigkeit, wenn Binden oder Tampons beworben werden. Die Werbeindustrie beugte sich so dem gesellschaftlichen Druck, Blut und Menstruation aus der öffentlichen Wahrnehmung fernzuhalten. Nur langsam weicht diese Scheu: Im September 2021 zeigte die Marke Always rote Flüssigkeit als Blutäquivalent – und erntete einen Shitstorm.

Wie schon erwähnt, ist vor allem das Leitsymptom Regelschmerzen schwer zu beurteilen. Die Abgrenzung von normalen, nicht krankhaften Regelschmerzen fällt schwer. In unserer Leistungsgesellschaft gelten Schmerzen als Schwäche, Beschwerden werden daher meist heruntergespielt. Betroffene machen oft die Erfahrung, dass sie nicht ernst genommen werden. Das verstärkt ihre Scham, über ihr Leiden zu sprechen.

Für Sie ist darin auch eine gute Nachricht versteckt: Sie können den Weg zur Diagnose eventuell schon dadurch verkürzen, dass Sie sich – mit dem Wissen aus diesem Buch im Hinterkopf – von möglichen Kommentaren anderer nicht beeinflussen lassen. Schildern Sie stattdessen Ihre Beschwerden ausführlich Ihrer Ärztin oder Ihrem Arzt. Falls es Ihnen schwerfällt, Ihre Scham zu überwinden, machen Sie sich klar: Die vermeintlich „ekligen" Details gehören für das Fachpersonal schlicht zum Berufsalltag. Sie können also mit einer professionellen, sachlichen und hoffentlich zugleich einfühlsamen Reaktion rechnen.

Zur Wahrheit gehört jedoch leider auch: Das bedeutet nicht automatisch, dass Sie zeitnah eine korrekte Diagnose erhalten werden. Denn auch Ärztinnen und Ärzte sind nicht davor gefeit, Beschwerden zu bagatellisieren. Sie zögern dann, weitere diagnostische und therapeutische Maßnahmen einzuleiten, die eine korrekte Diagnose ermöglichen würden. Falls Sie das Gefühl haben, dass Sie nicht ausreichend ernst genommen werden, sollten Sie dies ansprechen. Wenn das nichts hilft, ist es vielleicht an der Zeit, einen Arztwechsel in Erwägung zu ziehen.

Raus aus der Schamecke!

Sprechen Sie also über Ihre Beschwerden, wechseln Sie zu einer Fachärztin und, falls Sie dort nicht gehört werden, gehen Sie zur nächsten. Der Lohn ist das gute Gefühl, „in besten Händen" zu sein, sprich: eine Behandlerin oder einen Behandler zu haben, die oder der Sie ernst nimmt, Ihnen zuhört und alles daransetzt, die Ursache Ihrer Beschwerden zu finden.

Glücklicherweise gibt es solche Gynäkologinnen und Gynäkologen. Dass auch diese sich allerdings manchmal schwer damit tun, eine Endometriose korrekt zu diagnostizieren und erfolgreich zu behandeln, hängt nicht zuletzt damit zusammen, dass Endometriose und ihre Therapie bis heute nicht ausreichend erforscht sind. Ein Grund dafür ist, dass Endometriose zu den typischen „Frauenkrankheiten" zählt. Die nach wie vor männerorientierte und männerdominierte medizinische Forschung tendiert dazu, diesen Erkrankungen weniger Aufmerksamkeit zu widmen.

So werden für klinische Studien oftmals männliche Probanden bevorzugt. Frauen sind aufgrund ihrer Hormonsituation oder möglicher Schwangerschaften schneller außen vor. Sie werden in einem solchen Fall dann nicht getestet, ob sie zum Beispiel dieses oder jenes Medikament besser vertragen oder ob vielleicht ein Placebo gleich wirkt. Das kann Auswirkungen auf den Alltag haben. Frauen erhalten dann Medikamente, die bei ihnen unter Umständen ganz anders wirken als bei den getesteten Männern.

Hinzu kommt, dass die Unterrepräsentanz von Studienteilnehmerinnen zu unklaren Diagnosen führt. Bekanntestes Beispiel: Noch vor wenigen Jahren wurden viele Herzinfarkte bei Frauen nicht als solche erkannt, weil die Leitlinien, also die offiziellen Behandlungsempfehlungen für Ärzte und Ärztinnen, hauptsächlich typische Symptome bei Männern aufführten. Herzinfarkte verlaufen bei Frauen deshalb häufiger tödlich als bei Männern.

Bezogen auf Endometriose bedeutet das: Je mehr Aufmerksamkeit die Erkrankung bekommt, desto besser ist das für Betroffene. Es ist sehr wichtig, bereits Kinder und Jugendliche über die Erkrankung Endometriose, aber ebenso über die natürlichen Vorgänge im Körper aufzuklären. Das gelingt über entsprechende Inhalte in Schulen – etwa im Rahmen des Sexualunterrichts – und den sozialen Medien. Dort lernen die jungen Menschen beispielsweise: Was ist der weibliche Zyklus überhaupt, wie verläuft er? Was ist „normal" und wann sollte ich einen Arzt, eine Ärztin aufsuchen? Welche Symptome deuten auf eine Endometriose hin?

Eltern können helfen, ihren Kindern die Scham und das Unbehagen vor der Regelblutung zu nehmen, indem sie in der Familie offen über Themen wie Zyklus, Gebärmutter und Menstruation sprechen. Tampons oder Binden müssen nicht im Bad versteckt werden. Damit die Periode das wird, was sie ist: ein völlig natürlicher Prozess des weiblichen Körpers.

Gewebe auf Abwegen

Die Gebärmutter leistet Beeindruckendes.
Doch bei einer Endometriose
läuft dabei etwas schief.
Was genau geschieht da?

„Der Uterus ist ein dickwandiges, muskulöses Hohlorgan in der Form einer Birne", lautet eine medizinische Definition der Gebärmutter, die fachsprachlich Uterus genannt wird (gefunden auf www. krebsgesellschaft.de). Dieser nüchterne Ton wird dem Superorgan aber nur annähernd gerecht. Denn was die Gebärmutter etwa während der Schwangerschaft leistet, ist schlichtweg phänomenal!

Wächst ein Embryo im Uterus heran, wächst dieser mit. Anfangs ist das Organ rund acht Zentimeter lang, hat also etwa die Größe eines Apfels. Bis kurz vor der Geburt vergrößert sich die Gebärmutter um das 20-Fache und ist am Ende fast so groß wie zwei Fußbälle. Und: Aus etwa 60 Gramm Gewicht wird im Laufe der Schwangerschaft rund ein Kilogramm! Nach der Geburt bildet sich die Gebärmutter wieder zurück, bis sie rund zwei Monate später wieder ihre Ursprungsgröße erreicht. Kein anderes Organ im menschlichen Körper ist zu solchen Fähigkeiten imstande.

Doch nicht nur der Ausnahmezustand der Schwangerschaft ist bemerkenswert. Im Laufe ihres Lebens bekommt eine Frau etwa 500 Regelblutungen; das bedeutet 500-mal Aufbau und Abbluten von Gebärmutterschleimhaut. Geht man von einer durchschnittlichen Blutungsdauer von fünf Tagen und einem durchschnittlichen Blutverlust von 20 bis 60 Millilitern aus, so blutet eine Frau im Laufe ihres Lebens etwa sieben Jahre und verliert bis zu 30 Liter Blut. Das klingt vielleicht schockierend, ist aber ein völlig normaler, gesunder Prozess. Dabei spielen Hormone eine essenzielle Rolle. Welche genau, das können Sie im dritten Kapitel nachlesen.

Solange die Gebärmutter gesund ist, fällt sie – wie andere Organe auch – gar nicht weiter auf. Sie „funktioniert so vor sich hin", könnte man sagen. Das ändert sich jedoch, wenn sie aus dem einen oder anderen Grund erkrankt. Es können sich (harmlose) Zysten oder Polypen bilden oder Entzündungen machen sich breit. Außerdem kann die Gebärmutter, wie viele Organe, von Krebs betroffen sein. Erkrankungen erkennt man beispielsweise daran, dass auf einmal die Periode aussetzt oder eine sehnlichst erhoffte Schwangerschaft auf sich warten lässt. Schmerzen und andere Symptome verraten ebenfalls: Hier stimmt etwas nicht. Auch eine Endometriose zählt zu dem, was hier nicht stimmen könnte. Aber – was ist Endometriose überhaupt?

Rebellische Zellen

Vereinfacht gesagt, wächst bei einer Endometriose Gebärmutterschleimhaut-ähnliches Gewebe nicht wie üblich innerhalb, sondern außerhalb der Gebärmutterhöhle. So entstehen gutartige Zellanhäufungen, die als „Endometriose-Herde" bezeichnet werden. Sie siedeln sich beispielsweise im Bauchraum, am Darm oder an den Eierstöcken an. Befindet sich Gebärmutterschleimhaut-ähnliches Gewebe in der Gebärmuttermuskulatur, nennt man sie Adenomyose oder Adenomyosis uteri.

EIN SELBSTTEST

Ein Endometriose-Test ersetzt keine
ärztliche Diagnose. Er kann Ihnen und Ihrer
Ärztin aber helfen, Anhaltspunkte
ausfindig zu machen.

**BEANTWORTEN SIE DIE FRAGEN UND NEHMEN SIE
DIE ANTWORTEN MIT ZU IHREM NÄCHSTEN ARZTTERMIN.**

Haben Sie schmerzhafte Regelblutungen?

☐ (fast) immer
☐ gelegentlich
☐ selten
☐ nein/nie

Wann setzen die Schmerzen ein?
Hinweis: Nutzen Sie auch das Schmerztagebuch auf Seite 98, um sagen zu
können, wann die Schmerzen am stärksten sind. Notieren Sie dabei auch,
wann Sie Schmerzmittel nehmen müssen.

☐ mit der Blutung
☐ einige Tage davor

Haben Sie unabhängig von der Regelblutung andere zyklische Schmerzen?

☐ ja
☐ nein

Haben Sie manchmal Schmerzen beim Geschlechtsverkehr?
Hinweis: Wenn Sie Schmerzen haben, hängt das von der eingenommenen Position ab? Wo spüren Sie diese Schmerzen dann?

☐ ja ☐ nein

Haben Sie Schmerzen beim Wasserlassen und/oder beim Stuhlgang?

☐ ja ☐ nein

Besteht bei Ihnen aktuell ein unerfüllter Kinderwunsch? Wenn ja, wie lange?
_____ Monate

☐ ja ☐ nein

Nehmen Sie zur Zeit die Pille oder wenden sonstige Hormonpräparate an
(Hormonspirale/ Pflaster/ Ring)?

☐ ja ☐ nein

Warum Zellen sich aus dem Endometrium lösen und auf Wanderschaft gehen, ist bislang unklar. Als sicher gilt, dass körpereigenes Östradiol eine wichtige Rolle spielt. Östradiol ist das wirksamste natürliche Hormon aus der Gruppe der Östrogene und wird in den Follikeln (siehe Kapitel 3, „Eibläschen") der Eierstöcke gebildet. Man geht davon aus, dass das Hormon die Entstehung einer Endometriose beeinflusst, indem es Gebärmutterschleimhaut-ähnliches Gewebe stärkt, wenn es das Nachbargewebe infiltriert. So können fehlgeleitete Zellen nicht nur überleben, sondern sogar wachsen und sich vermehren.

 NICHT LEBENSGEFÄHRLICH; Endometriose weist ähnliche Merkmale wie Krebs auf, etwa eine Resistenz gegen den „geplanten Zelltod" (Apoptose) sowie ein chronisch entzündliches Milieu. Außerdem entwickeln sich lokale und entfernte Herde gleichermaßen und endometriotische Zellen dringen in andere Gewebe ein. Diese Ähnlichkeiten klingen beängstigend, doch zur Beruhigung: Endometriose ist kein Krebs, also nicht bösartig und auch nicht lebensgefährlich!

Tückisch ist, dass auch Endometriose-Zellen selbst das besagte Östradiol bilden können, angeregt durch die sogenannte Aromatase P450. Dieses Enzym ist im Endometrium eigentlich inaktiv. Gebärmutterschleimhaut-ähnliches Gewebe jedoch produziert die Aromatase, die wiederum dafür sorgt, dass mehr Östradiol ausgeschüttet wird – ein Teufelskreis. Außerdem setzt Aromatase P450 einen Schutzmechanismus außer Gefecht, der unter physiologischen Bedingungen Östradiol in das weniger wirksame Östron umwandeln würde. So schaffen sich Endometriose-Zellen ihre eigene kleine, sichere Umwelt und verhindern, dass körpereigene Schutzmechanismen greifen.

Auf der Suche nach den Ursachen

Bemerkbar machen sich diese Endometriose-Herde dann oft durch die bereits beschriebenen starken Regelschmerzen und andere, in vielen Fällen quälende Symptome. Für viele ist es dann schon eine große Erleichterung, wenn die Diagnose gestellt wird, das Übel endlich einen Namen hat. Manche Betroffene stellen sich aber auch die Frage nach dem Warum: Warum ich? Was sind die Ursachen meiner Erkrankung? Eindeutige Antworten gibt es darauf leider noch nicht, aber zahlreiche interessante Theorien:

Erste Erkenntnisse über Endometriose reichen mehr als 100 Jahre zurück. Eine der frühesten Theorien ist die Zölom-Metaplasie-Theorie. Sie besagt, dass sich Zellen der Bauchhöhle (das sogenannte embryonale Zölom-Epithel) aufgrund von infektiösen, immunologischen und hormonellen Einflüssen in endometriale Zellen umwandeln. Unter Metaplasie verstehen Fachleute eine Umwandlung einer Zellart in eine andere. Das würde bedeuten, dass die Zellen der Endometriose-Herde überhaupt nicht aus der Gebärmutter stammen, sondern direkt im Bauchraum entstehen.

Später wiesen Forscher und Forscherinnen nach, dass Gebärmutterschleimhautzellen während der Menstruation über die Eileiter in die Bauchhöhle übergehen können. Fachleute nennen diesen Vorgang eine retrograde Menstruation. Statt also den Körper durch die Scheide zu verlassen, sammeln sich geringe Mengen des Menstruationsblutes im Bauchraum. Das klingt ziemlich unangenehm, ist an sich aber erst einmal weder besonders schlimm noch ungewöhnlich: Bei mehr als 90 Prozent der Personen mit Regelblutungen beobachteten Forscher und Forscherinnen eine solche retrograde Menstruation. Normalerweise kümmern sich dann allerdings Fresszellen wie Makrophagen um Blut und Zellen auf Abwegen, das heißt, sie „entsorgen" beides. Damit sich aus dem Befund einer retrograden Menstruation eine Endometriose entwickelt, bedarf es deshalb noch weiterer Faktoren.

Und das führt zu einer weiteren Theorie, der sogenannten Dysregulierung des Immunsystems. Sie besagt, dass Immunfunktionen, die potenziell schädliche Zellen erkennen und entsorgen, bei Betroffenen blockiert sind. Forschende fanden heraus, dass bei einer Endometriose zwar mehr Makrophagen im Bauchraum unterwegs sind, dass diese jedoch die fehlgeleiteten Zellen ignorierten. Auch weitere Immunzellen – etwa Neutrophile und bestimmte T-Lymphozyten – traten in diesen Fällen vermehrt auf. Das ist ein Anzeichen für entzündliche Prozesse.

Deshalb gilt Endometriose mitunter als chronische Entzündung, die mit einer Fehlregulation des Immunsystems einhergeht. Das heißt, dass körpereigene Immunzellen ihre eigentliche Funktion nicht mehr korrekt ausführen und so die Entstehung der Endometriose begünstigen. Das sind eigentlich Eigenschaften einer Auto-

Gewebe auf Abwegen

immunerkrankung, sodass Endometriose gelegentlich auch als solche bezeichnet wird.

Ein Sonderfall ist die bereits erwähnte Adenomyose. Hier treten Veränderungen der Gebärmuttermuskulatur auf. Die Gebärmutterschleimhaut ist mit der außen anliegenden Muskelschicht – dem Myometrium – über eine Zwischenschicht verbunden, der sogenannten Junktionalzone. Wenn diese Junktionalzone nicht intakt ist, können Endometrium-Zellen aus der Gebärmutterhöhle in die Muskelschicht der Gebärmutter einwandern. Dies kann beispielsweise dann geschehen, wenn Verletzungen dieser Zone auftreten, was auch bei einer Operation passieren kann.

Beim Zusammenziehen der Gebärmutter können zudem kleinste Verletzungen (Mikrotraumen) in dieser Grenzfläche zwischen Endometrium und Myometrium entstehen. Durch diese lösen sich endometriale Zellen und wandern in die Muskelschicht. Fachleute sprechen auch von einer Verschleppung endometrialer Zellen. Sofort setzen Reparaturmechanismen ein, bei denen lokal vermehrt Östrogen freigesetzt wird. Das wiederum verstärkt die Kontraktilität der Gebärmutter, sodass dies in einen Teufelskreis mit weiterer Verschleppung herausgelöster basaler Endometriumzellen mündet (Tissue-Injury-and-Repair-Theorie).

Zuletzt spielen wohl auch genetische und epigenetische Faktoren bei dieser Erkrankung eine Rolle. Bekannt ist, dass Endometriose familiär gehäuft auftritt: Waren oder sind also bereits Ihre Großmutter und Mutter betroffen, steigt die Wahrscheinlichkeit für Sie, ebenfalls zu erkranken. Der Grund liegt in den Genen. Forscher und Forscherinnen fanden heraus, dass die Expression bestimmter Gene in sogenannten Endometriose-Läsionen, also Gewebeschäden, verändert war.

 EPIGENETISCH – WAS IST DAS DENN? Epigenetische Modifikationen können die Funktion eines Gens stören, ohne die eigentliche Sequenz – den Code des Gens – zu verändern. Zum Beispiel verhindern angehängte Methylgruppen, dass der Code korrekt abgelesen wird. Bei Endometriose-Patientinnen fanden Forschende tatsächlich solche sogenannten DNA-Methylierungen.

Zugegeben, viele dieser Theorien klingen (und sind) sehr kompliziert, zugleich gibt es noch viele offene Fragen, die Forscherinnen und Forscher weiterhin beschäftigen. Wichtig für Betroffene: Die Suche nach Ursachen ist kein Selbstzweck, letztlich geht es immer auch darum, neue Möglichkeiten für die Diagnostik und die Therapie zu schaffen.

Dazu ein konkretes Beispiel: Forschende fanden heraus, dass bei Personen, die an einer Endometriose erkrankt sind, bestimmte genetische Veränderungen in Zellen des Immunsystems auftauchen. Solche sehr spezifischen, charakteristischen Eigenschaften, auch Biomarker genannt, könnten in Zukunft die Diagnose erleichtern oder sogar Vorhersagen darüber erlauben, wie hoch das Risiko für eine Erkrankung ist.

Neue Puzzleteile aus der Forschung

Forschende arbeiten weiter daran, ein tieferes Verständnis für diese rätselhafte Erkrankung zu entwickeln. So sind auch Stammzellen als mögliche Ursachen einer Endometriose im Gespräch. Diese Zellen haben die Fähigkeit, sich in zahlreiche andere Zelltypen zu differenzieren. Aus ihnen können also beispielsweise Immunzellen, Muskelzellen oder Hautzellen werden, je nachdem, wo die Stammzellen im Körper sitzen.

Eine Theorie besagt, dass Stammzellen aus dem Knochenmark durch die Blutgefäße zirkulieren und – statt in die Gebärmutterschleimhaut zu gelangen – im Bauchraum landen und sich dort festsetzen. Fachleute sprechen von einer Fehlbesiedlung mit Stammzellen. Dort differenzieren sie dann zu endometrialen Zellen und bilden außerhalb der Gebärmutter die bekannten Endometriose-Herde, die die Beschwerden verursachen.

Neue Studien (2023) deuten darauf hin, dass auch die Mikroben in unserem Darm eine Rolle bei der Entstehung von Endometriose spielen könnten. Als Mikrobiom bezeichnen Fachleute die Gesamtheit aller Mikroben, die den Darm besiedeln. Das sind vorrangig Bakterien, aber auch Hefen und andere Pilze. Diese mikrobiellen Darmmitbewohner spielen generell eine wichtige Rolle für unsere Gesundheit.

Ist das Gleichgewicht der Mikroben-Gemeinschaft (auch bekannt als Darmflora) gestört, kann dies chronische Darmentzündungen, Autoimmunerkrankungen und Krebs begünstigen – und vielleicht auch Endometriose, auch wenn die Studienlage bislang als nicht gesichert gilt.

Rund um Endometriose wird also noch viel geforscht, was für Betroffene eine gute Nachricht ist. In den kommenden Jahren erwarten Fachleute weitere Erkenntnisse, die neue Puzzleteile zum Gesamtbild „Endometriose" hinzufügen. Sie können helfen, die Erkrankung besser zu verstehen und Betroffene gezielter – und vielleicht sogar nachhaltiger – zu behandeln.

So verläuft die Krankheit

Wie sich eine Endometriose entwickelt,
lässt sich nur schwer vorhersagen.
Diese Unsicherheiten haben
Konsequenzen für die Behandlung.

Endometriose ist eine chronische Erkrankung; das heißt, sie begleitet Betroffene oft ein Leben lang. Genauer gesagt heißt das im Falle einer Endometriose, dass betroffene Mädchen und Frauen möglicherweise von der Pubertät bis in die Wechseljahre hinein mit dieser Erkrankung und ihren Folgeerscheinungen zu kämpfen haben.

Die Betonung liegt auf „möglicherweise". Das bedeutet weder, dass Sie sich einfach mit Ihrem Schicksal abfinden müssen, noch, dass es bei Ihnen so laufen muss wie oben beschrieben. Einige Frauen wissen gar nicht, dass sie betroffen sind, weil ihre Endometriose symptomlos verläuft. Anderen hingegen geht es etwa während ihrer Regelblutung richtig schlecht, sie leiden unter starken Schmerzen. In diesem Fall können Ärztinnen und Ärzte die Symptome und Beschwerden behandeln. Vollständig heilen lässt sich Endometriose aber nicht.

Wann Endometriose bei Mädchen und Frauen das erste Mal auftritt, ist individuell verschieden. Und obwohl der natürliche Verlauf der Endometriose nach wie vor unbekannt ist, deuten neue Erkenntnisse darauf hin, dass es kritische Zeitfenster im Leben einer Frau gibt – vor allem während der Pubertät und im jungen Erwachsenen-

DIE LANDKARTE FÜR ENDOMETRIOSE

Die Herde beschränken sich nicht
auf die Gebärmutter. Sie können auch an
anderen Stellen im Körper auftauchen.

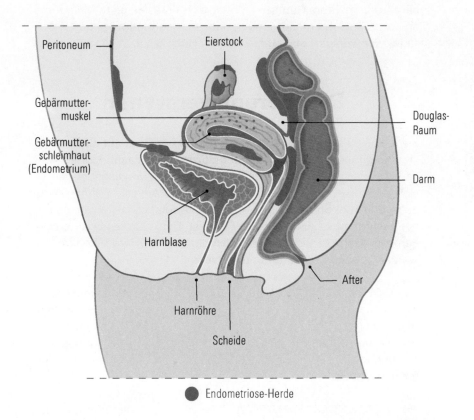

Peritoneum

Eierstock

Gebärmutter-
muskel

Gebärmutter-
schleimhaut
(Endometrium)

Douglas-
Raum

Darm

Harnblase

After

Harnröhre

Scheide

Endometriose-Herde

alter. Daher ist zu erwarten, dass Prozesse, die eine Endometriose auslösen und für ihre Weiterentwicklung verantwortlich sind, früh im Leben stattfinden.

Warum einige Frauen an Endometriose erkranken und andere nicht, ist nicht vollständig geklärt. Verschiedene genetische Veränderungen (siehe Seite 18), frühes Alter bei der ersten Regelblutung, kurze Menstruationszyklen und ein erhöhter Blutverlust sowie ein niedriger Body-Mass-Index gelten als Risikofaktoren. Für andere potenzielle Einflussfaktoren liegen widersprüchliche Daten vor. Hier sind sich Fachleute (noch) nicht einig, ob diese Kriterien das Risiko erhöhen oder sogar senken könnten, an Endometriose zu erkranken.

Für die Adenomyose (siehe Seite 23) gelten zwar grundsätzlich ähnliche, aber auch andere Risikofaktoren: Operationen an der Gebärmutter, mehrere Geburten, höheres Alter, frühe erste Menstruation (mit zehn Jahren oder jünger), kurze Menstruationszyklen (vier Tage oder weniger) und Übergewicht zählen dazu.

Den Befund verstehen

Sie haben es schon bemerkt: Beim genaueren Blick auf diese Erkrankung führt kaum ein Weg an medizinischen Fachbegriffen vorbei. Lassen Sie sich davon nicht abschrecken – und scheuen Sie sich auch nicht davor, Ihre Behandelnden aufzufordern, Ihnen Befunde zu erklären! So kann es beispielsweise sein, dass von verschiedenen Endometriose-Entitäten die Rede ist. Diese Einheiten unterscheiden sich nach Lokalisation und Ausdehnung der Herde. Konkret werden folgende Entitäten unterschieden:

1 OBERFLÄCHLICHE ENDOMETRIOSE: Endometriose-Herde (siehe Abbildung Seite 21) können sich in diesem Fall auf dem Bauchfell (fachsprachlich als Peritoneum bezeichnet) des gesamten Bauchraums finden. Das Bauchfell kleidet den Bauchraum von innen aus und umschließt die meisten inneren Organe zwischen Zwerchfell und Becken.

2 TIEFE ENDOMETRIOSE: Als tiefe oder auch tief infiltrierende Endometriose werden Endometriose-Herde bezeichnet, die eine Oberfläche (meist das Bauchfell beziehungsweise Peritoneum) überschreiten und mehr als 0,5 Zentimeter tief in benachbarte Gewebe oder Organe hineinwachsen. Welche Beschwerden diese tiefen Endometriose-Herde verursachen, hängt nicht zuletzt davon ab, welche Lokalisationen und Organe betroffen sind.

3 **OVARIELLE ENDOMETRIOSE:** Für diese Form werden auch die Begriffe Endometriome und Endometriose-Zysten verwendet, die alle das gleiche Phänomen bezeichnen: Bei dieser Form der Erkrankung sind die Eierstöcke betroffen. Endometriose-Zysten sind mit verdicktem, dunklem Blut gefüllt, deswegen spricht man auch von „Schokoladenzysten".

4 **ADENOMYOSE:** Wie zuvor erwähnt, kommt der Adenomyose eine Sonderrolle zu, zumal sie teilweise auch als eigenständige Erkrankung betrachtet wird. Hier ist die Muskelschicht der Gebärmutter betroffen. Eine Adenomyose kann entweder lokal in der Muskulatur vorkommen oder diffus im gesamten Muskel der Gebärmutter auftreten.

Die eben beschriebenen Entitäten können gleichzeitig auftreten. Charakteristisch für alle Entitäten ist, dass sie am Beginn der Erkrankung zyklische Beschwerden machen. Je nach Entität können die Beschwerden variieren.

Die Entität sagt aber nichts über die Stärke der Beschwerden aus, deswegen kann man auch nicht sagen, dass eine oberflächliche Endometriose „weniger schlimm" als eine tiefe Endometriose ist. Die tiefe Endometriose führt aber aufgrund der möglichen Beeinträchtigung von Organen zu funktionellen Beschwerden, wie Problemen beim Wasserlassen oder Stuhlgang, und kann hier schwerwiegende Folgen haben.

Um die Ausprägung einer Endometriose besser beschreiben zu können, wurden Klassifikationssysteme eingeführt. Die am weitesten verbreitete Klassifikation ist der „revised American Society of Reproductive Medicine score" (rASRMs). Dieses System vergibt Punkte, je nachdem, wie weit die Endometriose an Beckenwand und Eierstöcken fortgeschritten ist. In die Wertung bezieht der rASRMs zudem endometriosebedingte Verwachsungen der inneren Geschlechtsorgane mit ein. Aus den Werten ergibt sich eine Einteilung in vier Stadien (Stadium I bis IV): Stadium I entspricht einer milden und Stadium IV einer schweren Endometriose. Eine entscheidende Schwäche dieser Klassifikation ist, dass eine Korrelation der Werte (Score) mit Schwangerschaftsraten, Rezidivraten oder Schmerzwerten (siehe Seite 6) fehlt. Zudem klassifiziert der rASRMs nur das makroskopische Erscheinungsbild der Erkrankung.

Da hier die tiefe Endometriose nicht mit abgebildet wird, wurde 2011 von einer deutschsprachigen Arbeitsgruppe die Enzian-Klassifikation entwickelt. „Enzian" hieß das Hotel am Weißensee in Kärnten, in dem sich die Expertinnen und Experten trafen und die neue Klassifikation erstellten. Die #Enzian-Klassifikation ist eine aktualisierte Version der Enzian-Klassifikation, die neben der tiefen Endometriose auch die Inhalte des rASRM-Scores mit abdeckt und deswegen als umfänglicher angesehen wird (siehe Seite26).

Ein Manko aller Klassifikationen ist, dass sie nur die Ausprägung der Endometriose beschreiben. Diese Ausprägung korreliert aber nicht automatisch mit den Schmerzen der Patientinnen. Das heißt, eine Patientin mit „milder" Endometriose-Ausprägung kann sehr starke Schmerzen haben und umgekehrt.

Chronische Schmerzen: Besserung in Sicht?

Ob und wie stark Betroffene an wiederkehrenden Schmerzen leiden oder ob wiederholte Operationen nötig sind, ist leider kaum bis gar nicht vorherzusagen. In der Literatur finden sich Angaben für Rezidivraten von 0 bis 89,6 Prozent, was letztlich nichts anderes heißt, als dass dies völlig unklar ist.

 WAS IST EINE REZIDIVRATE? Unter einem Rezidiv versteht man einen „Rückfall", also das Wiederauftreten einer Erkrankung oder von Beschwerden, nachdem sie zunächst behandelt wurden. Die Rezidivrate gibt dementsprechend die Wahrscheinlichkeit an, dass dies geschieht.

Dass die Angaben zu den Rezidivraten so stark variieren, liegt sicherlich auch daran, dass einheitliche Definitionen für Rezidive fehlen. Was bedeutet es im Falle einer Endometriose, dass die „Erkrankung erneut auftritt"? Die Antworten reichen von einer erneuten Zunahme der Schmerzen bis zu wiederkehrenden Endometriose-Herden, die mit bildgebenden Verfahren wie Ultraschall und

Magnetresonanztomografie oder im Rahmen einer Operation ent-deckt werden. Ob und warum eine Endometriose fortschreitet, sich zurückbildet oder stabil bleibt, ist ebenso unklar – und nicht vorher-sehbar. Sicher ist aber: Nicht jede Endometriose-Erkrankung schrei-tet fort.

Dazu gibt es Studien: Forscherinnen und Forscher schauten bei Patientinnen sechs bis zwölf Monate nach einer diagnostischen La-paroskopie, also einer Bauchspiegelung, erneut nach, wie sich die damals bestätigte Endometriose entwickelt hatte („Second-Look-La-paroskopie"). Alle Patientinnen ließen ihre Endometriose in der Zwi-schenzeit nicht behandeln. Bei 29 bis 45 Prozent der Frauen schritt die Erkrankung fort, bei 22 bis 29 Prozent bildete sie sich zurück und bei 33 bis 42 Prozent blieb sie stabil.

In einer prospektiven Studie beobachteten Forscherinnen und Forscher 88 asymptomatische Frauen mit tiefer Endometriose zwi-schen Enddarm und Vagina ein bis neun Jahre lang. Bei weniger als 10 Prozent der Frauen schritt die Krankheit fort, definiert als Ent-wicklung von Symptomen oder Vergrößerung der Läsionen.

Neue, umfangreichere und damit aussagekräftigere prospektive Studien, die ein Rezidivrisiko vorhersagen, fehlen. Deshalb basieren etwa auch Aussagen, mit welcher Wahrscheinlichkeit eine Frau nach einer ersten Entfernung von Endometriose-Herden (per Laparo-skopie) erneut operiert werden muss, durchweg auf älteren Studien. Zu dieser Zeit wurde allerdings ohnehin häufiger operiert, weil es ei-nige heute genutzte Therapien schlichtweg noch nicht gab.

Auch wenn Daten zu Rezidivraten fehlen, bekannt sind Risikofak-toren für ein erneutes Auftreten der Endometriose. Zum einen sind dies Variablen, die nach Operationen auftreten: Sind Verwachsung-en vorhanden und falls ja, wie stark sind sie? Wie umfangreich war die Operation? Hinzu kommen Patientinnen-bezogene Faktoren wie eine positive Familienanamnese und ein niedriges Alter bei der OP.

Was heißt das für die Behandlung?

Die unklare Datenlage und die hohe Variabilität bei den Krankheits-verläufen sprechen dagegen, Endometriose-Patientinnen Gebärmut-ter und Eierstöcke zu entfernen. Das würde zwar die Wahrscheinlich-keit erhöhen, beschwerdefrei zu leben. Diese Frau kann dann aber selbst keine Kinder mehr bekommen. Außerdem fehlt mit den Eier-

#ENZIAN

Die Klassifikation der Endometriose
wird Ihnen sehr häufig begegnen.
Wir erklären Ihnen, was hinter den
Buchstaben steht.

Die einzelnen Kompartimente oder Organbeteiligungen, die von Endometriose betroffen sind, sind mit Großbuchstaben gekennzeichnet (P, O, T, A, B, C, F) und in dieser Reihenfolge angeordnet. Das Ausmaß der Endometriose wird in den Kompartimenten P, O, T, A, B und C durch die Zahlen 1, 2 und 3 dargestellt.

O P wie Peritoneum (Bauchfell)
Mit P wird die Größe aller oberflächlichen Endometriose-Herde im Durchmesser addiert und das Ausmaß mit P1, P2 oder P3 beschrieben (1 für gering / < 1 cm, 2 cm für mäßig / 1 – 3 cm und 3 für ausgeprägt / > 3 cm). Die Beschriftung der linken (l) und rechten (r) Seite ist durch einen Schrägstrich / getrennt. P kann nur während des operativen Eingriffs dokumentiert werden, da Peritoneal-Herde mit bildgebenden Verfahren nicht direkt diagnostiziert werden können.

O O wie Ovar (Eierstock)
Mit O wird die Summe der maximalen Durchmesser aller Endometriosezysten berechnet und das Ausmaß mit O1, O2 oder O3 beschrieben (1 = < 3 cm, 2 = 3 – 7 cm, 3 = > 7 cm). Diese Kriterien werden sowohl in der operativen als auch in der nicht-invasiven Diagnostik wie zum Beispiel dem Ultraschall verwendet.

O T wie Tube (Eileiter)
Mit T wird der Zustand der Eileiter und Eierstöcke erfasst, das heißt mögliche Verwachsungen im Hinblick auf die Beweglichkeit der Eileiter und Eierstöcke und gegebenenfalls die Durchgängigkeit der Eileiter (+ für die Eileiter sind durchgängig / – für die Eileiter sind nicht durchgängig).

O A/B/C
A für tiefe Endometriose an Vagina und zwischen Darm und Scheide
B für tiefe Endometriose an den Haltebändern der Gebärmutter / Uterosakrale Bänder / Kardinalbänder / Beckenseitenwände
C für tiefe Endometriose am Rektum

O F
F für tiefe Endometriose an (Fern-)Stellen wie der Harnblase (FB), der Harnleiter (FU), Darmlokalisationen (FI) und anderen Stellen (FO), wie zum Beispiel Zwerchfell oder Bauchdecke.

stöcken wichtiges hormonproduzierendes Gewebe (lesen Sie dazu mehr im Kapitel 3), weshalb Betroffene Symptome der Wechseljahre entwickeln. Zudem steigt das Risiko für eine verminderte Knochendichte, Demenz und Herz-Kreislauf-Erkrankungen. Und: Auch eine Operation per se ist nicht frei von Risiken.

Die derzeitigen therapeutischen Strategien versuchen deshalb, die Fruchtbarkeit der Frau zu erhalten und zugleich eine dauerhafte Linderung der Symptome zu erzielen. Etwa, indem bei Operationen lediglich Endometriose-Herde entfernt werden oder diese medikamentös behandelt werden. Mehr über diese Behandlungsoptionen lesen Sie in den folgenden Kapiteln.

Besteht kein Kinderwunsch oder ist die Familienplanung bereits abgeschlossen, kann es sein, dass eine Entfernung der Gebärmutter und der Eierstöcke in Erwägung gezogen wird – und dass betroffene Frauen sich dies ausdrücklich wünschen. Behandelnde sollten dann gemeinsam mit der Patientin die Konsequenzen abwägen.

Wenn das Leben von Schmerz bestimmt wird

Erkrankte ziehen sich oft zurück.
Und auch für ihre Angehörigen kann
der Alltag belastend sein. Oft bleibt
der Kinderwunsch unerfüllt.

Nach diesem medizinischen Blick auf die Erkrankung unter dem Mikroskop zoomen wir nun wieder heraus auf das Gesamtbild: die Auswirkungen auf das Leben der Betroffenen, auf ihr unmittelbares Umfeld, aber auch auf die Gesellschaft als Ganzes.

An erster Stelle stehen hier die quälenden Schmerzen, die den Alltag vieler Betroffener prägen. Trifft das auch auf Sie zu? Mädchen und Frauen mit Endometriose klagen bereits früh über Blutungsstörungen und extreme Schmerzen während der Periode. Hinzu kommen weitere Beschwerden: chronische Unterbauchschmerzen; Schmerzen beim Wasserlassen und Stuhlgang; Schwierigkeiten, Harnblase und Darm vollständig zu entleeren.

 „ES TUT SO VERDAMMT WEH!" Neurologische Veränderungen und chronische Entzündungen bei Endometriose verstärken das Schmerzempfinden. Warum? Vereinfacht gesagt: Je öfter ein Schmerz auftritt, desto intensiver nimmt man ihn wahr. Chronische und periodisch wiederkehrende Schmerzen wie bei einer Endometriose sind ein Risikofaktor für diese Entwicklung.

Auch die Seele leidet. Betroffene sind oft verzweifelt und fühlen sich missverstanden. Vor allem wenn noch keine (korrekte) Diagnose für die Beschwerden gefunden wurde, ist dies belastend, es zermürbt und führt zu Grübeleien und Ängsten. Viele Frauen sind verunsichert darüber, wie die weitere Entwicklung der Symptome ist und ob sie jetzt immer mit diesen Schmerzen leben müssen. Die Erwartung, dass Schmerzen immer wieder und unausweichlich auftreten, ist eine enorme psychische Belastung. Vor diesem Hintergrund überrascht es nicht, dass Angststörungen und Depressionen bei Personen mit Endometriose vermehrt auftreten. Laut einer Studie aus dem Jahr 2010 zeigten sogar 86 Prozent der Frauen, die wegen einer Endometriose unter chronischen Unterbauchschmerzen litten, Anzeichen einer Depression.

Es liegt auf der Hand, dass sich derartige Belastungen auch auf das Sozialleben und den Alltag Betroffener auswirken. Viele Frauen ziehen sich zurück, nicht nur von Freunden, sondern auch von der Familie. Angehörige und Freunde wollen helfen, fühlen sich mitunter hilflos oder sogar ausgeschlossen.

Auch die Verbindung zu einem Lebenspartner oder einer Lebenspartnerin kann unter der Erkrankung leiden. In einer Studie berichteten 67 Prozent von Endometriose Betroffene, dass die Erkrankung ihre Partnerschaft stark belastet. Rund jede fünfte dieser Frauen betrachtet Endometriose sogar als Ursache für eine Scheidung.

Bei Paaren rückt in vielen Fällen zusätzlich oder vorrangig ein weiteres Symptom der Erkrankung in den Vordergrund: Frauen mit Endometriose haben oft Schwierigkeiten, schwanger zu werden. Wenn die Familiengründung nicht so klappt wie geplant, kann das für die Beziehung zur Zerreißprobe werden. Dazu gleich mehr.

Als weitere mögliche Belastung kommt hinzu, dass Endometriose-Betroffene auch ein höheres Risiko für weitere körperliche Erkrankungen haben, dazu zählen Herz-Kreislauf-Erkrankungen, Autoimmunerkrankungen, Asthma, Melanome, Eierstock-, Brust- und Schilddrüsenkrebs. Beruhigend ist hier allerdings: Der Anstieg des absoluten Risikos der Krebserkrankungen ist im Vergleich zu Frauen in der Allgemeinbevölkerung nur gering. Das Risiko für Gebärmutterhalskrebs ist bei Betroffenen sogar niedriger.

Hürden beim Kinderwunsch

Aufgrund von Verwachsungen im Bauchraum kann es vorkommen, dass Frauen mit Endometriose nicht oder nur schwieriger schwanger werden können als gesunde Frauen. Verwachsungen können aber auch nach operativen Eingriffen auftreten, bei denen Endometriose-Herde entfernt wurden. Mehr dazu lesen Sie im Kapitel „Kinderwunsch" (ab Seite 63).

Wir wissen mittlerweile, dass auch das Immunsystem bei der Endometriose eine Rolle spielt. Sind die Entzündungswerte betroffener Frauen erhöht, verringert das die Chance, dass sich eine befruchtete Eizelle in die Gebärmutter einnistet. Dazu sollte man wissen, dass auch bei gesunden Frauen nur rund jede fünfte Empfängnis zu einer Schwangerschaft führt. Von allen Eizellen, die befruchtet werden, „schafft" es also nur jede fünfte, sich dauerhaft einzunisten. Diese sogenannte Fruchtbarkeitsrate ist bei Endometriose-Patientinnen mit 2 bis 10 Prozent deutlich niedriger. Mit einer Adenomyose steigt zudem die Gefahr von Fehlgeburten.

 KEINE LUST AUF SEX? VERSTÄNDLICH! Viele betroffene Frauen entwickeln wegen Schmerzen beim Sex und chronischer Beckenschmerzen Angst vor dem penetrativen Geschlechtsverkehr und meiden ihn. Dies senkt die Wahrscheinlichkeit einer natürlichen Empfängnis zusätzlich.

Um sich den Wunsch vom eigenen Kind zu erfüllen, nehmen einige betroffene Frauen mitunter massive Schmerzen beim penetrativen Geschlechtsverkehr in Kauf. Aus einem Akt der Zuneigung, Liebe, Lust und Intimität wird dann eine „Pflicht". Darunter leidet die be-

Wenn das Leben von Schmerz bestimmt wird

troffene Frau, zugleich kann es auch die Beziehung zum Partner sehr stark belasten.

Wenn eine sehnlichst erhoffte Schwangerschaft ausbleibt, beginnt die Suche nach der Ursache. Bei Frauen mit Endometriose kommen in dieser Phase zu Scham und Verzweiflung häufig Schuldgefühle dazu: „Ich bin schuld, dass wir keine Kinder bekommen können." Und bezogen auf ihre chronischen Schmerzen fragen sie sich: „Stelle ich mich einfach zu sehr an?" Die psychischen Belastungen der Betroffenen und ihrer Angehörigen sind enorm.

Wenn die Familienplanung stockt, kann es helfen, professionelle Hilfe anzunehmen. Dazu gehören medizinische Behandlungen ebenso wie soziale und psychologische Unterstützung. Mehr zum Thema Endometriose und Kinderwunsch sowie zu therapeutischen Ansätzen lesen Sie in Kapitel 4.

Was uns die Krankheit kostet

Die Belastungen für Betroffene, ihre Familien, Partner und Freunde sind immens, messen oder beziffern lassen sie sich aber nicht. Wie sehr die Erkrankung Menschen einschränkt, ist individuell. Recht gut beziffern lässt sich hingegen der sogenannte volkswirtschaftliche Schaden, den Erkrankungen verursachen. Faktoren, die mit hineinspielen, sind zum Beispiel: In welchem Umfang nutzen Patientinnen und Patienten bestimmte medizinische Ressourcen? Wie oft fehlen Arbeitnehmerinnen an ihrem Arbeitsplatz?

Dass Menschen mit Endometriose häufiger im Job und in der Schule fehlen als gesunde Menschen, ist bekannt. Betroffene selbst schildern, dass die Erkrankung sich auf ihre Produktivität auswirkt, sie schlichtweg nicht mehr so leistungsfähig sind wie vor dem Einsetzen der ersten Symptome. Gut die Hälfte der Befragten einer Studie gab an, dass sich die Endometriose negativ auf ihre Arbeit auswirkt, bei Auszubildenden sagte dies etwa jede sechste. Rund jede zweite Arbeitnehmerin musste wegen der Erkrankung ihre Arbeitszeiten reduzieren – einfach, weil es nicht mehr anders ging. Immerhin gibt es einen kleinen Lichtblick: Die Studie zeigte auch, dass nur wenige Frauen den Arbeitsplatz aufgrund der Endometriose verloren oder wechselten.

Wie „teuer" ist Endometriose im Endeffekt für Länder und ihr Gesundheitssystem? Das wollten österreichische Forschende im

Jahr 2013 herausfinden und erhoben Daten zu den durchschnittlichen Krankenhauskosten von 73 Patientinnen mit Endometriose über einen Zeitraum von einem Jahr. Ausgehend von diesen Werten schätzten sie die Gesamtkosten ab, die Endometriose dem österreichischen Gesundheitssystem beschert. Das sind ihre Ergebnisse: Eine Patientin „kostet" pro Jahr 7 712 Euro, wobei 5 606 Euro auf direkte und 2 106 Euro auf indirekte Kosten entfallen. Daraus ergibt sich eine wirtschaftliche Gesamtbelastung durch Endometriose von 328 Millionen Euro. Forscherinnen und Forscher ermittelten dazu die stationäre Versorgung (45 Prozent) und den Produktivitätsverlust (27 Prozent). Rund 13 Prozent dieser Kosten zahlen Patientinnen aus eigener Tasche.

Auf den ersten Blick wirken solche Zahlen wie Hohn, verstärken eventuell sogar Schuldgefühle Betroffener. Das ist aber nicht das Ziel! Warum lesen Sie hier von diesen Zahlen? Weil Sie einmal mehr den Appell unterstreichen, der von diesem Buch ausgeht: Sprechen Sie über Endometriose. Fordern Sie Aufmerksamkeit für diese Erkrankung, für Ihre Beschwerden ein. Denn solche Zahlen zeigen anschaulich, dass noch dringend mehr geforscht werden muss, um Endometriose und ihre Auswirkungen zu verstehen. Eine umfangreichere Forschung kommt allen Betroffenen zugute.

Wenn das Leben von Schmerz bestimmt wird

WIR WISSEN UND VERSTEHEN IMMER MEHR

Sie wollen Gewissheit – lesen Sie nun, was Sie auf dem Weg zur Diagnose erwartet. Leider ist dieser Weg oft noch lang. Gemeinnützige Kräfte und verstärkte Forschung helfen, dies zu ändern.

Der Weg zur richtigen Diagnose

So kommen Sie vom Verdacht
möglichst schnell zur Diagnose
dank Anamnese, Tastuntersuchung
und Ultraschalluntersuchung.

Bevor eine Endometriose behandelt werden kann, muss sie als solche erkannt werden. Vielleicht stehen Sie genau an diesem Punkt: Sie haben Beschwerden, hinter denen eine Endometriose stecken könnte, und wünschen sich, darüber endlich Klarheit zu erhalten. Um Ihnen Gewissheit zu verschaffen, greifen Medizinerinnen und Mediziner auf standardisierte und gut strukturierte Vorgaben zurück.

Erster Schritt ist immer die Anamnese, also das detaillierte Erstgespräch zwischen Patientin und Ärztin oder Arzt. Hier wird beispielsweise Folgendes geklärt: Welche Beschwerden treten auf und wie lange dauern diese schon an?

Mithilfe eines Fragebogens (siehe Seite 15) und eines Schmerztagebuches (ab Seite 98) können Sie die ärztliche Diagnosearbeit unterstützen. Treten Schmerzen bei der Periode (Dysmenorrhoe) oder andere wiederkehrende Unterbauchschmerzen auf? Falls ja, wie lange dauern sie an und wie stark empfinden Sie sie? Auch Ausscheidungsabläufe werden gecheckt: Sind Schmerzen beim Stuhlgang (Dyschezie) und Wasserlassen (Dysurie) zu spüren? Wie ist die Situation beim penetrativen Geschlechtsverkehr? Wird er als unangenehm oder sogar schmerzhaft empfunden (Dyspareunie)? Wie schaut es mit unspezifischen Beschwerden wie Blähbauch und Schulterschmerzen aus? Können Sie eventuell noch weitere unklare Auffälligkeiten schildern, die möglicherweise mit einer Endometriose zusammenhängen? Gibt es bekannte Vorerkrankungen und Voroperationen? Gibt es eventuell sogar eine familiäre Vorgeschichte, litten also zum Beispiel Mutter oder Großmutter unter Endometriose? Welche Medikamente werden eingenommen? Sprich: Nehmen Sie die „Pille" oder nutzen Sie eine andere hormonelle Verhütungsmethode? Wie lindern Sie Ihre Schmerzen, wenn sie zu stark werden? Wie steht es um die Lebensgewohnheiten? Treiben Sie regelmäßig Sport, ernähren Sie sich ausgewogen? Aber auch: Sind Sie in einer Partnerschaft, haben Sie Kinder?

Hier kommen einige Themen zur Sprache, über die die meisten Menschen nur sehr ungern sprechen. Ein solches sogenanntes Anamnesegespräch kann schwerfallen. Denken Sie daher daran, dass diese Themen für die Behandelnden Alltag sind. Also vor dem Gespräch einmal tief durchatmen und folgende Faustregel beherzigen: Erzählen Sie alles, und zwar so ehrlich und so detailliert wie möglich. Denn je mehr Informationen auf dem Tisch liegen, desto eher lassen sich Hinweise auf eine Endometriose ausfindig machen sowie andere Diagnosen, die ebenfalls infrage kommen können, eingrenzen oder ausschließen.

Durch die Anamnese können außerdem Erkrankungen aus anderen Fachrichtungen in Betracht gezogen werden (Differentialdiagnose). Dazu gehören zum Beispiel urologische Erkrankungen, gastrointestinale und proktologische Erkrankungen, Erkrankungen des Muskel- oder Skelettsystems und des Bindegewebes. Ebenso können Untersuchende mögliche psychische Störungen erkennen.

Was bringt eine gynäkologische Untersuchung?

Nach der Anamnese folgt eine gynäkologische Untersuchung. Dazu führt der Arzt oder die Ärztin ein Instrument – das geteilte Spekulum – in die Scheide der Patientin ein. Die meisten Frauen dürften diese Art der Untersuchung bereits von den üblichen gynäkologischen Vorsorgeterminen kennen. Sie erlaubt einen genauen Blick auf das hintere Scheidengewölbe, also den hinteren Teil der Scheide, der in den Muttermund übergeht. Auch dort können sich Endometriose-Herde festsetzen.

Bei einer Tastuntersuchung erkundet der Arzt, die Ärztin über die Vagina unter anderem Gebärmutter, Beckenwände und Beckenboden sowie die Regionen, in denen die Eierstöcke liegen. Tiefe Endometriose oder große Zysten an den Eierstöcken lassen sich so ertasten. Außerdem können Schmerzareale (Triggerpunkte) aufgespürt werden, die auf eine manuelle Untersuchung empfindlich reagieren.

Eventuell kann eine Tastuntersuchung auch über den Enddarm erfolgen. Hier ertastet der Arzt oder die Ärztin über den Anus mögliche Veränderungen an den Haltebändern der Gebärmutter oder Infiltrationen von tiefen Endometriose-Herden in den Enddarm und kann sich dabei auch einen zusätzlichen Überblick über die Beckenwände verschaffen.

Erhärtet sich der Anfangsverdacht auf eine Endometriose, folgen nun klinische Untersuchungen. Lange galt: Der Goldstandard in der Diagnostik einer Endometriose ist die Bauchspiegelung (Laparoskopie). Hier können Gewebeproben genommen und eine Endometriose histologisch nachgewiesen werden (siehe Abbildung Seite 36).

Mittlerweile geht die Entwicklung aber weg von der konventionellen Diagnostik der Endometriose hin zu weniger invasiven Verfahren. Das können zum Beispiel bildgebende Verfahren (Ultraschall oder Magnetresonanztomografie) oder ein Bluttest sein.

Die Kombination aus Anamnese, gynäkologischer und klinischer Untersuchung sowie bildgebenden Verfahren ermöglicht eine recht zuverlässige Diagnose einer Endometriose. Für Sie bedeutet das, dass es eventuell gar nicht mehr nötig ist, dass Sie sich einem invasiven operativen Eingriff unterziehen müssen, um die Erkrankung zu diagnostizieren.

Was passiert bei der Laparoskopie?

Die Bauchspiegelung, fachsprachlich Laparoskopie, setzen Medizinerinnen und Mediziner sowohl zur Diagnose als auch zur Behandlung ein, man unterscheidet dementsprechend zwischen diagnostischer und therapeutischer Laparoskopie. Allerdings werden beide Verfahren häufig auch bei ein- und demselben Eingriff eingesetzt, etwa wenn der oder die Behandelnde Endometriose-Herde im Bauchraum entdeckt und sie dann direkt entfernt. Vor dem Hintergrund, dass die Laparoskopie ein operativer Eingriff ist, sollte diese Kombination aus diagnostischer und therapeutischer Laparoskopie nach Meinung von Fachleuten bevorzugt werden, um rein diagnostische Eingriffe zu vermeiden.

Bei einer Laparoskopie sind Sie als Patientin in Vollnarkose, so bekommen Sie von der Operation nichts mit. Der Eingriff selbst gilt als minimalinvasiv, da keine großen Schnitte in der Bauchdecke nötig sind. Stattdessen setzen Medizinerinnen und Mediziner zwei bis

EIN GENAUER BLICK

Die Laparoskopie ist ein wichtiger
Baustein der Diagnostik. Sie verschafft
einen guten Überblick im Bauchraum.

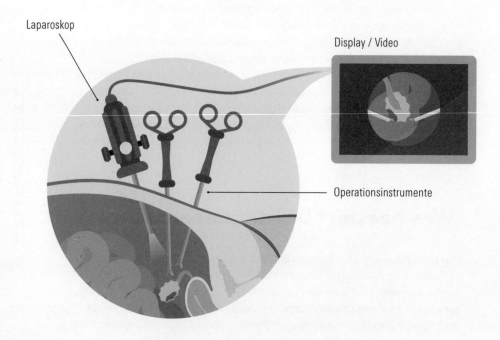

Laparoskop

Display / Video

Operationsinstrumente

Das geschieht bei einer Laparoskopie? Über nur wenige Millimeter kurze Schnitte in der Bauchdecke führen Medizinerinnen und Mediziner sowohl die Operationsinstrumente als auch das Laparoskop in den Bauchraum ein.

Zwei in einem: Bei der Laparoskopie können Endometriose-Herde nicht nur entdeckt, sondern auch direkt entfernt werden. Damit ist die Bauchspiegelung – so lautet der deutsche Begriff – Diagnostik und Therapie in einem.

drei wenige Millimeter kurze Schnitte meist am Bauchnabel und im Unterbauch, durch die sie vorsichtig die Untersuchungsinstrumente in den Bauchraum einführen.

 WIE EIN LUFTBALLON: Bei minimalinvasiven Eingriffen wie der Laparoskopie leiten Behandelnde ein harmloses Gas in die Bauchhöhle und blasen sie dadurch auf wie einen Ballon. So haben Mediziner und Medizinerinnen einen besseren Blick auf die Organe, die sie untersuchen wollen. Nach dem Eingriff kann das Gas wieder aus dem Bauchraum entweichen und die Bauchdecke wird verschlossen.

Herzstück der Untersuchung ist das Laparoskop, das man sich vorstellen kann wie eine kleine Kamera mit Lampe an einem langen Stiel. Über einen Bildschirm kann der Arzt oder die Ärztin nun in den Bauchraum schauen und einzelne Organe und Areale inspizieren: Bauchfell – das ist die innere Haut, die unseren Bauchraum auskleidet –, Blinddarm, Zwerchfellkuppeln, Beckenwände, Gebärmutter, Eileiter und Eierstöcke.

Fallen den Behandelnden Endometriose-Herde auf, können sie diese für eine histologische Untersuchung direkt während der Operation entnehmen. Ein Pathologe oder eine Pathologin bereitet die Präparate auf und kann durch eine mikroskopische Beurteilung der Gewebeschnitte die Diagnose einer Endometriose stellen.

Der Eingriff dauert wenige Minuten beziehungsweise länger, wenn gleichzeitig Endometriose-Herde entfernt werden.

Problematisch ist, dass einige Endometriose-Herde nicht erkannt werden können, weil sie sich hinter dem Bauchfell oder wie bei einer Adenomyose (siehe Seite 8) tief in der Muskelschicht der Gebärmutter befinden. Hier müssen Verfahren angewandt werden, die diesen „blinden Punkt" der Laparoskopie umgehen.

Bildgebende Verfahren sind sanfter

Heutzutage nutzen Ärzte und Ärztinnen immer öfter bildgebende Verfahren wie Ultraschall und Magnetresonanztomografie (MRT, auch Kernspintomografie genannt), um eine Endometriose zu diagnostizieren. Beide Methoden kommen ohne einen chirurgischen Eingriff aus. Sie sind schmerzfrei und arbeiten ohne schädliche Strahlung. Sie sind also im Vergleich zu einer Laparoskopie mit weniger Risiken und Unannehmlichkeiten verbunden. Die Bilder erlauben dennoch eine weitestgehend sichere Aussage zu möglichen Endometriose-Herden.

 HERDE ERKENNEN, OHNE SIE ZU SEHEN? Normalerweise lässt sich der Enddarm gegenüber der Scheide und der Gebärmutterhinterwand verschieben. Fachleute nennen das „Sliding", der Befund heißt dann entsprechend „Sliding Sign". Funktioniert das nicht (negatives Sliding Sign), können Verklebungen zwischen den Organen der Grund sein. Das wiederum kann ein Hinweis auf eine Endometriose sein.

Die Untersuchung mit einem Ultraschallgerät ist die erste bildgebende Untersuchung, die durchgeführt werden sollte. Sie eignet sich vor allem für die Gebärmutter und Eierstöcke, aber auch für die Harnblase und den Enddarm. Diese Organe lassen sich gut darstellen, ohne dass ein Instrument über die Bauchdecke in den Bauchraum eingeführt werden muss.

In der Regel untersuchen Medizinerinnen und Mediziner, indem sie den Ultraschallstab vaginal einführen, schlichtweg weil sie dann „näher am Geschehen" sind als bei einer Untersuchung über die Bauchdecke, denn hier versperren Schichten von Haut und Bauchfett den Blick auf die relevanten Organe. Vaginale Aufnahmen sind klarer und erlauben deshalb bessere Schlussfolgerungen.

Per Ultraschall lassen sich vor allem Endometriose-Zysten an den Eierstöcken gut darstellen. Dabei handelt es sich um die im vorherigen Kapitel beschriebenen „Schokoladenzysten" (Seite 23).

Selbstverständlich steht auch die Gebärmutter im Fokus der Untersuchenden. Sie schauen zum Beispiel, wie dick das Myometrium, also die Gebärmutterwand, ist. Bei einem gesunden Organ liegt die Dicke zwischen 10 und 15 Millimetern. Zeigt die Gebärmutter an einigen Stellen oder sogar überall eine dickere Wand, gilt das als Zeichen für krankhafte Veränderungen. Gleiches gilt für eine asymmetrische Verdickung, das heißt, dass eine Wand deutlich dicker ist als die andere. Auch Zysten und fächerförmige Verschattungen in der Gebärmuttermuskulatur oder eine unregelmäßige, bisweilen sogar unterbrochene Zwischenschicht zwischen Gebärmutterschleimhaut und Muskelschicht lassen sich mittels Ultraschall nachweisen.

In den vergangenen Jahren ist die gynäkologische Ultraschall-diagnostik noch feiner und präziser geworden. Selbst tiefe Endometriose-Herde (siehe Seite 22) im kleinen Becken können geübte Ärztinnen und Ärzte per Ultraschall ausfindig machen. Dazu gehören Zellansammlungen und Veränderungen an der Harnblase, den Beckenwänden, dem Halteapparat der Gebärmutter, am Enddarm und im hinteren Scheidengewölbe – sprich: dem hinteren Abschnitt der Scheide.

Und wie sieht es bei einer Adenomyose aus? Wie sicher eine Ultraschalluntersuchung tatsächlich Anzeichen einer Adenomyose erkennen kann, diskutieren Fachleute noch und hoffen auf weitere Studien. Einig sind sie sich aber darin, dass eine Einteilung in direkte und indirekte sonografische Zeichen der Adenomyose sinnvoll scheint.

Ähnlich genau und spezifisch wie die Ultraschalluntersuchung ist eine MRT. Sie ist harmlos, jedoch ein wenig laut. Man erhält daher zuvor einen Kopfhörer, der die Geräusche dämpft. Außerdem bekommt man einen Meldeknopf in die Hand, falls doch mal etwas sein sollte. Während der Messung liegt man ungefähr 30 Minuten ganz still in dem MRT-Gerät, welches nach und nach Schnittbilder des gewünschten Körperteils anfertigt.

MRT-Untersuchungen eignen sich besonders gut, um Endometriose-Herde an und in der Gebärmutter zu lokalisieren. Zudem können sie Hinweise auf eine tiefe Endometriose an Darm, Harnblase und Harnleiter liefern. Zusammenfassend haben sowohl die gynäkologische Ultraschalluntersuchung als auch die MRT eine hohe Sensitivität und Spezifität für die Diagnose von Adenomyose.

 WAS IST SPEZIFITÄT, WAS SENSITIVITÄT? Erkennt eine Untersuchung erkrankte Personen zuverlässig als krank, hat sie eine hohe Sensitivität. Das heißt, die Wahrscheinlichkeit, dass Erkrankte fälschlicherweise als gesund „durchrutschen" (falsch-negativ), ist gering. Liefert die Untersuchung wenige „falsch-positive" Ergebnisse, hat sie eine hohe Spezifität. Gesunde Personen werden zuverlässig als gesund erkannt.

Und wie sieht es beim Ultraschall aus? Wie zuverlässig ist diese Untersuchungsmethode? In einer Zusammenfassung von Studienergebnissen (einer Metaanalyse mit über 3 300 Patientinnen, bei denen die Adenomyose durch eine Hysterektomie-Probe bestätigt wurde), hatte der transvaginale Ultraschall eine Sensitivität und Spezifität für die Diagnose der Adenomyose von 81 beziehungsweise 87 Prozent. Die Sensitivität und Spezifität der MRT lagen im Hinblick auf diese Diagnose bei 71 beziehungsweise 91 Prozent.

Diagnose mittels Speicheltest?

Seit Anfang 2023 ist ein Speicheltest erhältlich, der die Endometriose-Diagnose erleichtern und beschleunigen soll. Im Speichel der Patientinnen detektiert „Endotest" Endometriose-spezifische Mikro-RNA-Marker. Laut Hersteller Ziwig kann der Test zu jedem Zeitpunkt des Zyklus und sogar unter einer Hormonbehandlung durchgeführt werden.

Prinzipiell können alle Ärztinnen und Ärzte den „Endotest" bestellen und durchführen, allerdings empfiehlt der Hersteller, den Test in der gynäkologischen Praxis zu machen. Vorzugsweise sollte morgens auf nüchternen Magen getestet werden.

Und so wird's gemacht: Betroffene müssen eine bestimmte Menge an Speichel in ein Röhrchen spucken. Das Röhrchen wird dann auf die Reise geschickt und in einem Labor in der Schweiz ausgewertet. Nach nur zwei Wochen erfahren die Patientinnen dann, ob sie Endometriose haben oder nicht.

Für viele Betroffene, die vielleicht schon lange auf eine klare Diagnose warten, klingt das sicher fast zu schön, um wahr zu sein: Einfach in ein Röhrchen spucken, zwei Wochen warten und schon hat man Gewissheit? Das wäre natürlich großartig! Tatsächlich hat die Sache ein paar Haken.

(!) **ZIEMLICH TEUER: Die Kosten für den Test sind mit 799 Euro ziemlich üppig. Krankenkassen erstatten den „Endotest" im Moment nicht, Patientinnen müssen ihn aus eigener Tasche bezahlen. Das ist bei diesem Preis keine Kleinigkeit, für viele Betroffene dürfte der Test daher vorerst nicht infrage kommen.**

Dabei ist leider auch fraglich, ob es sich überhaupt lohnt, so viel Geld zu bezahlen. So gibt es einige Kritikpunkte am „Endotest", die in der Fachwelt zurzeit rege diskutiert werden. Zum einen war das Patientinnen-Kollektiv der Studie, die der französische Hersteller des

HERDEN AUF DIE SPUR KOMMEN

Die Diagnostik der Endometriose ist vielfältig wie die Erkrankung selbst – von Tastuntersuchungen bis zur Laparoskopie.

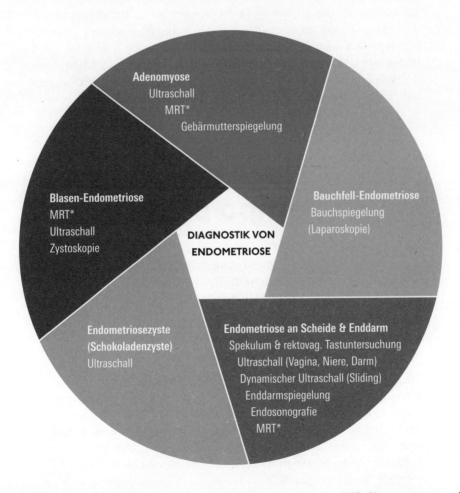

Adenomyose
Ultraschall
MRT*
Gebärmutterspiegelung

Bauchfell-Endometriose
Bauchspiegelung
(Laparoskopie)

Blasen-Endometriose
MRT*
Ultraschall
Zystoskopie

DIAGNOSTIK VON ENDOMETRIOSE

Endometriosezyste
(Schokoladenzyste)
Ultraschall

Endometriose an Scheide & Enddarm
Spekulum & rektovag. Tastuntersuchung
Ultraschall (Vagina, Niere, Darm)
Dynamischer Ultraschall (Sliding)
Enddarmspiegelung
Endosonografie
MRT*

*MRT – Magnetresonanztomografie

Tests in Kooperation mit Forscherinnen und Forschern durchgeführt hatte, mit 200 Patientinnen relativ klein. Außerdem zeigten alle Probandinnen Symptome einer Endometriose, eine gesunde Kontrollgruppe fehlte jedoch. Deshalb ist unklar, ob der Test tatsächlich das halten kann, was er verspricht. Weitere Studien sind laut Hersteller geplant.

In jedem Fall macht so ein Test aber Hoffnung: darauf, dass zumindest der Weg zur Diagnose für Betroffene eines Tages keine lange Irrfahrt von Ärztin zu Ärztin, von Untersuchung zu Untersuchung mehr sein könnte, sondern etwas, das mit „einmal ins Röhrchen spucken" schnell erledigt ist. Klar, durch die Diagnose allein verschwinden die Symptome nicht. Doch kann es für Betroffene schon eine große Erleichterung bedeuten, wenn das Übel endlich einen Namen hat. Wissen zu dürfen, was einen plagt und wie einem geholfen wird, kann die Denkweise ändern und beruhigen. Mehr darüber, wie Frauen mit Endometriose diese „Diagnose-Lichtblicke" erleben, können Sie auch in Kapitel 6 ab Seite 142 nachlesen.

Noch mehr Tempo bitte!

Endometriose bekommt
immer mehr Aufmerksamkeit.
Das ist gut so, denn es treibt
die Forschung voran.

Sie haben nun darüber gelesen, wie es gelingen kann, eine Endometriose zu diagnostizieren. Es ist beruhigend zu wissen, dass dazu verschiedene Untersuchungsmethoden zur Verfügung stehen. Dennoch: Diese Methoden müssen zunächst einmal zum Einsatz kommen – Betroffene und Fachpersonen müssen also erst einmal den richtigen Verdacht haben. Und auch dann gibt es meist keine schnelle Diagnose, sondern oft langwierige Detektivarbeit. Das muss sich ändern!

Hier helfen Fortbildung und Forschung. Wichtig ist auch Aufklärung der Frauen und Mädchen, die an Endometriose erkrankt sind: Wer mehr weiß, fühlt sich besser! Die Realität sieht hingegen leider so aus, dass der Diagnose meist eine lange Zeit der Ungewissheit vorausgeht. Eine Untersuchung aus dem Jahr 2012 resümierte, dass von den ersten Beschwerden bis zur Endometriose-Diagnose im Schnitt zehn Jahre vergehen. Eine neuere Arbeit aus dem Jahr 2019 spricht von acht Jahren. Das ist immer noch ein gefühlt ewiger und zermürbender Zeitraum. Vor allem, wenn man sich klarmacht, dass das, was hier recht neutral als „Beschwerden" bezeichnet wurde, bei vielen Frauen extrem starke, monatlich wiederkehrende Schmerzen sind. Insgesamt warten Betroffene also eine sehr lange Zeit darauf zu erfahren, wie ihre Erkrankung denn nun heißt. Besonders paradox und verblüffend scheint: Je früher im Leben junge Frauen die ersten Beschwerden erleben, umso später – verhältnismäßig – erhalten sie ihre Diagnose.

Diese Untersuchungen zeigen aber auch, dass zum einen Medizinerinnen und Mediziner sowie medizinisches Personal verschiedener Fachdisziplinen besser fortgebildet werden müssen. Zum anderen ist es nötig, die Gesellschaft und insbesondere junge Mädchen besser über Endometriose aufzuklären. Denn, wie schon erwähnt: Die besten Untersuchungsmethoden helfen nichts, wenn sie gar nicht erst zum Einsatz kommen. Am Anfang steht also immer der Verdacht, das „Daran-denken". Für das Anleiten diagnostischer Maßnahmen sind natürlich grundsätzlich Ärztinnen und Ärzte zuständig. Doch potenziell betroffene Mädchen und Frauen machen dazu den allerersten Schritt, indem Sie überhaupt erst einmal zum Arzt, zur Ärztin gehen und über ihre Beschwerden sprechen.

Endometriose – eine neue Krankheit?

Warum es mitunter schwerfällt, sich Hilfe zu holen, wurde schon thematisiert. Das „Nicht-ernst-genommen-werden" ist eine schmerzliche Erfahrung, die viele Betroffene machen müssen. Sie haben schon darüber gelesen, dass hier die Tabuisierung der Menstruation und die generelle Abwertung von „Frauenkrankheiten" eine Rolle spielen. Manchmal kommt aber auch ein Vorwurf auf, der in die ge-

genteilige Richtung geht: Endometriose sei eine „Modekrankheit",
„das haben jetzt ja plötzlich alle" – „Also früher gab's so was
nicht!". Ist da etwas dran?

Klar ist: Es ist sehr unwahrscheinlich, dass bei Ihrer Urgroßmut-
ter eine Endometriose diagnostiziert wurde. Vermutlich kannte sie
nicht mal den Begriff. Das heißt aber nicht, dass sie (wie viele andere Frauen ihrer Generation) nicht trotzdem unter den Symptomen
gelitten haben könnte, ohne je etwas über die eigentlichen Ursachen
zu erfahren.

Schaut man in alte Schriften, deutet vieles darauf hin, dass Endometriose schon lange existiert. Früher war es jedoch nicht so einfach, heute bekannte Details der Endometriose im Körper zu entde-
cken und eindeutig zu benennen. Es fehlten passende Werkzeuge
zur Diagnose und mitunter auch Literatur, mit der Mediziner und
Pathologen ihre Befunde abgleichen konnten. Wissenschaft und
Medizin konnten die Erkrankung deshalb nicht als solche benennen.
Einige Medizinhistoriker haben dennoch versucht, die Spur der Endometriose in Veröffentlichungen der vergangenen Jahrhunderte
aufzustöbern.

Als erste mögliche Quellen gelten Dissertationen von Ärzten. Etwa die des deutschen Arztes Daniel Schrön, der im Jahr 1690 – also
vor mehr als 300 Jahren – mit seiner Arbeit „Disputatio inauguralis
medica de ulceribus uteri" promovierte.

Laut dem Historiker Vicent Knapp vom New Yorker Potsdam Col-
lege beschrieb Schrön in seinem Aufsatz detailliert Wucherungen
rund um das Bauchfell, die Blase und die Außenseite der Gebärmutter, einhergehend mit Schmerzen, die weit über „normale" Menstruationsschmerzen hinausgehen, sowie dem Gefühl von Kranksein.
Allerdings merkten die Ärzte Giuseppe Benagiano und Ivo Brosens
in einem Aufsatz aus dem Jahr 2011 an, dass die Beobachtungen in
Schröns und anderen Manuskripten des 17. und 18. Jahrhunderts
sich eher wie die einer Infektion läsen, inklusive Fieber, eitrigem
Urin und vaginalen Verletzungen. Ihrer Einschätzung nach beschrieben diese Ärzte deshalb keine Endometriose.

Ebenso unklar ist, ob der deutsche Forscher Carl Freiherr von
Rokitansky im Jahr 1860 tatsächlich Endometriose beschrieb.

Zwar enthielt seine Veröffentlichung pathologische Beobachtungen, die den heute bekannten ähneln. Historiker und Historikerinnen
vermuten jedoch eher, dass von Rokitansky bösartige Tumoren im
Bauchraum vor sich hatte, als er „Über Uterusdrüsen-Neubildung in
Uterus- und Ovarialsarkomen" schrieb.

Laut Benagiano und Brosens beschrieben erst der kanadisch-amerikanische Chirurg Thomas S. Cullen sowie der US-amerikanische Gynäkologe John A. Sampson Anfang des 20. Jahrhunderts Krankheitsbilder, die der heute gängigen Definition einer Endometriose entsprechen.

 WER HAT ENDOMETRIOSE ENTDECKT? John A. Sampson kann als der „Entdecker" der Krankheit gelten, der sich zudem intensiv mit ihrer Entstehung und Entwicklung beschäftigte. Aber Benagiano und Brosens weisen zu Recht darauf hin, dass ebenso die Arbeiten aller Forschenden zuvor ermöglichten, das Puzzle rund um die sehr komplexe Erkrankung Stück für Stück zusammenzusetzen.

Heute setzen Forscherinnen und Forscher diese Puzzlearbeit fort, mithilfe modernster Methoden. Und wer hat den Begriff Endometriose „entdeckt"? Während Cullen im Jahr 1908 noch von Adenomyomen schrieb, verwandte Sampson in den 1920er-Jahren bereits den Begriff „Endometriose".

Dass zugleich auch in den Medien und in der Öffentlichkeit zunehmend über Endometriose gesprochen wird, mag bei einigen den Eindruck erwecken, die Erkrankung sei „neu" oder gar eine „Modekrankheit". Dabei ist das eigentlich ein sehr gutes Zeichen und eine positive Entwicklung. Denn je mehr Aufmerksamkeit die Erkrankung bekommt, desto besser ist das für Betroffene!

Noch mehr Tempo bitte!

Turbo dank gemeinnütziger Kraft

Um Medizinerinnen und Mediziner gezielt zu Endometriose fortzubilden, führte die Stiftung Endometriose-Forschung e. V. unter anderem Qualifizierungskurse auf dem Gebiet der Endometriose sowie Kongresse und Tagungen durch. Auf solchen Veranstaltungen bilden sich Ärzte und Ärztinnen weiter, erfahren den neuesten Stand der Forschung und tauschen sich aus.

Diese Kurse werden inzwischen von der Arbeitsgemeinschaft Endometriose e. V. der Deutschen Gesellschaft für Gynäkologie und Geburtshilfe e. V. durchgeführt, die im Jahr 2019 gegründet wurde. Was genau die Arbeitsgemeinschaft leisten möchte, fasst sie wie folgt zusammen: wissenschaftsbasierte Zusammenarbeit mit anderen Arbeitsgemeinschaften, Gesellschaften und sonstigen wissenschaftlichen Organisationen im In- und Ausland, Entwicklung von Standards und Leitlinien (für die Behandelnden), Fortbildung von Ärztinnen und Ärzten, Entwicklung neuer Aus-, Weiter- und Fortbildungspläne sowie Lehrprogramme für angehende Ärztinnen und Ärzten, Entwicklung von Zertifizierungs- und Akkreditierungskriterien für Einrichtungen, die Patientinnen mit Endometriose behandeln.

Aber nicht nur Ärzte und Ärztinnen sollten immer auf dem neuesten Stand sein, wenn es um diagnostische Methoden oder therapeutische Ansätze rund um Endometriose geht. Sind Erkrankte gut informiert, fühlen sie sich häufig weniger von der Erkrankung bedroht oder eingeschüchtert.

Betroffene und Interessierte engagieren sich mitunter in Selbsthilfegruppen, wie der Endometriose-Vereinigung Deutschland e. V. Selbsthilfegruppen unterstützen, beraten und klären auf, sie helfen auch dabei, sich ein starkes Netzwerk aufzubauen. Nicht zuletzt leisten sie einen großen Beitrag dazu, Erkrankungen wie Endometriose aus der Tabu-Ecke herauszuholen. Wie wichtig und wertvoll der Austausch Betroffener untereinander sein kann, wird in Kapitel 6 ausführlicher beschrieben.

Wichtig ist zudem, Jugendliche in der Schule so früh wie möglich aufzuklären. Lehrerinnen und Lehrer könnten im Rahmen des Sexualkundeunterrichts erklären, was Endometriose ist. Die Weiterbildung in der Schule wird von der Arbeitsgemeinschaft für Kinder- und Jugendgynäkologie und der Ärztlichen Gesellschaft zur Gesundheitsförderung e. V. unterstützt.

Forschung bringt Fortschritt

Um neue Therapien zu entwickeln, muss die Endometriose samt ihrer molekularen Zusammenhänge und Fallstricke noch besser verstanden werden. Und Forschung kostet viel Zeit, vor allem aber eine Menge Geld.

In den letzten Jahren fand glücklicherweise ein Umdenken statt, und der Bereich der Endometriose-Forschung erhält die gesundheitspolitische Aufmerksamkeit und Förderung, die er benötigt. So verabschiedete der Rat der Europäischen Union im Jahr 2013 das

EU-Rahmenprogramm für Forschung und Innovation „Horizont 2020". Speziell für Forschungsprojekte zu Endometriose stellte die EU über dieses Programm 4,4 Millionen Euro bereit.

 AUCH IN DEUTSCHLAND TUT SICH ETWAS. Die Arbeitsgemeinschaften Endometriose e.V. (AGEM) und Gynäkologische Endoskopie e.V. (AGE) der Deutschen Gesellschaft für Gynäkologie und Geburtshilfe e.V. (DGGG) haben im Februar 2023 ein gemeinsames Positionspapier Endometriose herausgegeben. Es geht um Früherkennung und Aufklärung, Diagnostik und Behandlung sowie Forschung und Versorgungsstrukturen.

Zugleich fordern die Verbände vom Gesetzgeber mehr Unterstützung. Im Oktober 2022 verkündete das Bundeskabinett, über den Bundeshaushalt der Bundesrepublik Deutschland fünf Millionen Euro für die Endometriose-Forschung zur Verfügung zu stellen.

Interessenverbände können also auch auf politischer Ebene vieles bewirken. Auf diese Art holen sie nicht nur Endometriose aus dem Nischendasein, sondern sorgen auch dafür, dass zukünftig die Diagnostik und Therapie verbessert werden kann.

Noch mehr Tempo bitte!

HORMONE SPIELEN DIE ERSTE GEIGE

Damit unser Körper kontinuierlich „läuft", muss jede einzelne Zelle exakt wissen, was sie tun soll. Hierfür sind auch Hormone zuständig. Doch wie wirken sich diese auf eine Endometriose aus?

Unermüdliche Botschafter und Steuerelemente

Hormone steuern im Körper
viele wichtige Abläufe.
Wankt dieses Prozedere,
wird's kritisch.

Unser Körper ist ein hochkomplexes Gebilde. Ein erwachsener Mensch besteht aus bis zu 50 Billionen Zellen, das ist eine 1 mit 13 Nullen. Jede dieser Zellen erfüllt eine bestimmte Funktion, ist Teil eines Gewebes oder einer Funktionseinheit wie der Gesundheitspolizei in Form des Immunsystems. Damit unser Körper funktioniert, muss jede Zelle zu jedem Zeitpunkt wissen, was sie zu tun hat. Und das erfährt sie über die sogenannten Botenstoffe; dazu gehören zum Beispiel auch unsere Hormone.

Hormone sind biochemische Signal- und Botenstoffe, die unser Körper produziert, um ihn, salopp gesagt, am Laufen zu halten. Man könnte sie als körpereigene Wirkstoffe bezeichnen, die eine Vielzahl von Funktionen erfüllen: Hormone regulieren unseren Energiehaushalt und die Zellatmung, Wachstum und Fortpflanzung, unseren Stoffwechsel, den Blutdruck sowie den Salz- und Wasserhaushalt. Bekannt sind bereits mehr als 50 unterschiedliche Hormone. Fachleute vermuten allerdings, dass im menschlichen Körper noch viel mehr dieser Botenstoffe ihre Arbeit verrichten, ohne dass wir es mitbekommen.

Die Hormone, die unser Körper benötigt, stellt er selbst her, und zwar in spezialisierten Geweben, den endokrinen Drüsen. Im menschlichen Körper sind die wichtigsten dieser auch Hormondrüsen genannten Gewebe die Bauchspeicheldrüse (Pankreas) sowie Schild- und Nebenschilddrüse, Nebenniere und die Keimdrüsen (Gonaden). Letztere sind beim Mann die Hoden und bei der Frau die Eierstöcke. Im Gehirn finden sich mit der Zirbeldrüse (Epiphyse), dem Hypothalamus und der Hirnanhangsdrüse (Hypophyse) ebenfalls hormonproduzierendes Gewebe.

Unsere Geschlechtshormone werden in der Pubertät zunächst von der Nebenniere, später hauptsächlich in den Keimdrüsen produziert. Geschlechtshormone werden auch Sexualhormone genannt. Sie gehören zu den Steroidhormonen. Interessanterweise sind diese Hormone gar nicht geschlechtsspezifisch, auch wenn der Name das vermuten lässt. Denn sowohl Eierstöcke als auch Hoden stellen Östrogene (die „weiblichen" Geschlechtshormone) und Androgene (die „männlichen" Geschlechtshormone) her. Die Menge beziehungsweise das Verhältnis der beiden Hormongruppen zueinander entscheidet, wie sich ein Körper in der Pubertät entwickelt. Gesteuert wird die Menge der Hormone über einen komplexen Regelkreis aus dem Hypothalamus im Zwischenhirn, der Hirnanhangsdrüse und den Keimdrüsen.

 PLAZENTA AUCH HORMONLIEFERANT: Während der Schwangerschaft wächst die Plazenta gemeinsam mit dem Embryo im Uterus heran. Auch die Plazenta stellt Hormone her, etwa Progesteron und das sogenannte Schwangerschaftshormon (fachlich: humanes Choriongonadotropin). Letzteres wird mithilfe von Schwangerschaftstests nachgewiesen.

Östrogene sorgen dafür, dass bei Mädchen in der Pubertät die Eierstöcke reifen, die Brüste wachsen und der Menstruationszyklus einsetzt. Das Androgen Testosteron wird in spezialisierten Zellen des Hodens, in den Eierstöcken und in der Nebennierenrinde produziert. Es fördert die Entwicklung der männlichen Geschlechtsmerkmale. Dazu gehören beispielsweise Bartwuchs und eine tiefe Stimme.

Ein sensibles Gleichgewicht

Endokrine Drüsen geben die Hormone in das umliegende Gewebe oder in Blutgefäße ab. Über die Blutbahnen verteilen sich diese Botenstoffe in unserem gesamten Körper.

Woher wissen die Zellen im Körper nun, welches Hormon ihnen eine Botschaft überbringt und welches nur zufällig gerade an ihnen vorbeischwimmt? Das geschieht über bestimmte Andockstellen, die man Rezeptoren nennt. Dabei ist der Rezeptor auf der Zelle sozusagen das Schloss, das Hormon ist der Schlüssel. Nur wenn Schloss und Schlüssel zusammenpassen, kann der Botenstoff der Zelle seine Nachricht überbringen.

Weil dieses System so präzise eingestellt ist, reichen manchmal schon wenige Moleküle eines Hormons, damit es seine Wirkung entfaltet. So können diese Prozesse sehr fein gesteuert und reguliert werden.

Problematisch wird es, wenn die fein abgestimmte Justierung der Hormone aus dem Gleichgewicht gerät. Dann können Krankheiten entstehen. Dazu zählen beispielsweise Schilddrüsenerkrankungen, bestimmte Formen eines Diabetes mellitus oder eben auch eine Endometriose.

Was geschieht während des Zyklus?

In ungefähr 28 Tagen
wird alles für eine Empfängnis
vorbereitet und bei „Misserfolg"
wieder abgestoßen.

Der Begriff Zyklus bedeutet Kreislauf und beschreibt sehr gut, was sich im weiblichen Körper abspielt. Denn Monat für Monat wiederholen sich die immer gleichen Prozesse, die – genauestens orchestriert und mithilfe verschiedener Hormone gesteuert – immer wieder dafür sorgen, dass im Körper der Frau ein neues Leben heranwachsen könnte.

Nistet sich eine befruchtete Eizelle ein, wird dieser Zyklus durch eine Schwangerschaft unterbrochen, nur um nach der Geburt des Kindes wieder einzusetzen. Zwischen Pubertät und Menopause durchlaufen Frauen den Zyklus, wie in Kapitel 1 bereits erwähnt, rund 500-mal.

DER WEIBLICHE ZYKLUS

Bei einer Endometriose ist
es besonders wichtig, den weiblichen Zyklus zu verstehen.
Eine unheimlich spannende Reise!

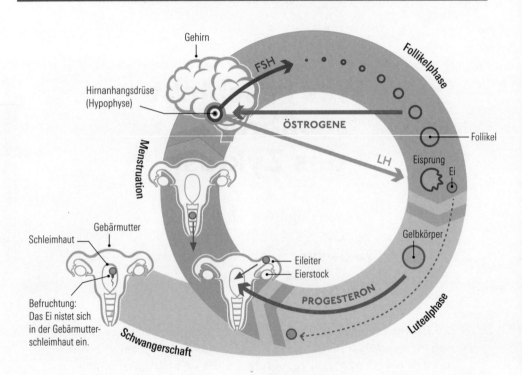

Menstruation: Wenn die Gebärmutter sich zusammenzieht und die Gebärmutterschleimhaut abstößt, kommt es zur Periodenblutung. Damit beginnt der Zyklus.

Follikelphase: Das follikelstimulierende Hormon (FSH) lässt im Eierstock ein Ei (Follikel) reifen. Der Follikel produziert dann Östrogene. Ist die Östrogenkonzentration im Blut hoch, wird das luteinisierende Hormon (LH) ausgeschüttet. Die stark erhöhte Konzentration von LH im Blut löst den Eisprung aus.

Lutealphase: Aus der Follikelhülle entwickelt sich der Gelbkörper, der Progesteron ins Blut abgibt. Progesteron bereitet die Gebärmutterschleimhaut darauf vor, ein befruchtetes Ei aufzunehmen. Das Ei wandert durch den Eileiter zur Gebärmutter. Das kann bis zu fünf Tagen dauern.

WUSSTEN SIE'S? Weibliche Säuglinge kommen bereits mit ihrem gesamten Vorrat an Eizellen auf die Welt. Hunderttausende bis zu mehreren Millionen Eizellen ruhen gut verpackt in Follikeln der Eierstöcke. Bis zur Pubertät verringert sich die Zahl noch etwas. Nur rund 400 bis 500 Eizellen reifen im Leben einer Frau heran und können befruchtet werden.

Per Definition beginnt der Menstruationszyklus mit der Periodenblutung, weil diese das deutlichste Symptom innerhalb des Zyklus ist. Sie kennen sicher die Frage Ihrer Gynäkologin oder Ihres Gynäkologen, wenn Sie dort einen Termin haben: „Wann war der erste Tag Ihrer letzten Blutung?", möchte die Ärztin oder der Arzt dann wissen. Entsprechend endet der Zyklus an dem Tag, bevor die nächste Regelblutung einsetzt.

Wie Hormone alles steuern

Sämtliche Prozesse rund um den Menstruationszyklus steuern verschiedene Hormone, die genau aufeinander abgestimmt sind. Als Taktgeber gilt ein Hormon mit dem etwas komplizierten Namen Gonadotropin-Releasing-Hormon, abgekürzt GnRH. Etwa alle 90 Minuten schüttet der Hypothalamus – eine wichtige Schaltzentrale der endokrinen Drüsen – im Gehirn stoßweise GnRH aus, das wiederum die Hypophyse anregt, zwei weitere Hormone freizusetzen: das follikelstimulierende Hormon, kurz: FSH, und das luteinisierende Hormon, kurz: LH.

Zu Beginn des Zyklus – der Follikelphase – hat erst einmal FSH seinen Auftritt. Über die Blutbahnen gelangt es zu den Eierstöcken. Üblicherweise reifen pro Zyklus nur in einem der beiden Eierstöcke Eier heran, und in diesem macht das FSH nun genau das, was sein Name verrät: Es stimuliert die Follikel. Follikel sind flüssigkeitsgefüllte Gebilde in den Eierstöcken, in denen die Eier ruhen; sie sehen aus wie kleine Bläschen und werden deshalb oft auch als Eibläschen bezeichnet.

Angeregt durch das Hormon FSH, reifen gleichzeitig mehrere Follikel und in ihnen die Eier heran. Meistens wird dabei ein Follikel zum dominanten Follikel, also zu einem, der besonders gut heranwächst.

Parallel sorgt Östrogen aus spezialisierten Zellen der Eierstöcke (Granulosazellen) dafür, dass sich das Endometrium, also die Gebärmutterschleimhaut, langsam aufbaut. Auf diese Weise wird die Gebärmutter darauf vorbereitet, dass sich möglicherweise eine Eizelle einnistet. Unterdessen schütten auch die Follikel Östrogen aus, dessen Konzentration im Blut in der ersten Zyklushälfte kontinuierlich steigt. Die Hypophyse misst den Pegel ständig. Kurz bevor das Östrogenmaximum erreicht ist, setzt die Drüse das luteinisierende Hormon (LH) frei. Das ist der Startschuss für die sogenannte ovulatorische Phase, die im Eisprung mündet. Beim Eisprung (Ovulation) platzt der dominante Follikel auf und setzt die Eizelle frei. Diese wandert vom Eierstock über den Eileiter in die Gebärmutter. Befruchtet auf diesem Weg ein Spermium die Eizelle, wird sie zur Zygote und kann theoretisch zu einem neuen Menschen heranwachsen.

Aus dem verbliebenen Follikelrest wird der sogenannte Gelbkörper, Corpus luteum, der seinerseits das Gelbkörperhormon Progesteron produziert. Dieses Hormon sorgt dann in der zweiten Hälfte des Menstruationszyklus dafür, dass sich die Gebärmutterschleimhaut in ein dickes, drüsenreiches Gewebe umwandelt, das eine befruchtete Eizelle besonders gut aufnehmen kann. Gleichzeitig lockert Progesteron die Gebärmuttermuskulatur; denn sollte es zu einer Schwangerschaft kommen, würde der Umfang der Gebärmutter zügig wachsen. Eine gespannte Muskelschicht wäre dann ungünstig, weil sie die Ausdehnung behindern würde. Progesteron hat darüber hinaus noch eine weitere Aufgabe: In dem Fall, dass sich eine befruchtete Eizelle erfolgreich einnistet, verhindert dieses Hormon, dass weitere Eizellen in den Eierstöcken heranreifen können.

Was geschieht jedoch, wenn sich keine Eizelle einnistet? Dann produziert 12 bis 16 Tage nach dem Eisprung der Gelbkörper weniger Östrogen und Progesteron und bildet sich zurück. Durch den Hormonabfall löst sich die oberste Schicht des Endometriums wieder ab. Zudem werden Botenstoffe wie Prostaglandine freigesetzt, worauf sich die Gebärmutter stark zusammenzieht und so die abgestoßenen Zellen gemeinsam mit etwas Blut über die Scheide nach außen befördert. Daher heißt diese Phase sekretorische Phase oder Sekretionsphase.

Wie erwähnt, dauert ein Zyklus im Schnitt 28 Tage. Das muss aber nicht bei jeder Frau so sein: Als normal gelten Menstruationszyklen mit einer Dauer von 23 bis 35 Tage. Der Zeitraum von 28 Tagen ist also nur ein Richtwert. Etwa drei bis sieben Tage lang blutet eine Frau während ihrer Periode. Dabei verliert sie bis zu 60 Milliliter Blut.

Was bei der Endometriose aus dem Gleichgewicht gerät

Damit der Menstruationszyklus geregelt abläuft, müssen alle beteiligten Hormone in genau aufeinander abgestimmten Mengen vorliegen: Allen voran stehen Östrogene und Progesteron. Diese Hormone steuern, dass die Gebärmutterschleimhaut geregelt wächst und am Ende des Zyklus ebenso geregelt wieder abgebaut wird.

 DAS EINE, ALLEINIGE ÖSTROGEN GIBT ES NICHT. Wir schreiben hier von Östrogen und es klingt so, als sei das ein bestimmtes einzelnes Hormon. Dabei sind Östrogene eine ganze Gruppe von Hormonen. Als wichtigste Östrogene gelten Östron, Östradiol und Östriol. Östradiol ist das wirksamste Östrogen und wird in den Granulosazellen der Eierstöcke gebildet.

Allerdings reagiert nicht nur die gesunde Gebärmutterschleimhaut auf die Hormone, sondern ebenso die Endometriose-Herde, die ja aus Gebärmutterschleimhaut-ähnlichen Zellen bestehen (siehe Kapitel 1). Hier sorgen Östrogene dafür, dass sich Zellen unkontrolliert teilen oder sich neue Blutgefäße an Stellen bilden, wo keine sein sollten. Und im Gegensatz zum Endometrium in der Gebärmutter werden die Endometriose-Herde am Ende des Menstruationszyklus nicht abgebaut und nicht abgestoßen. Hinzu kommt: Die zwar gutartigen, aber dennoch pathologischen Zellansammlungen befeuern ein mögliches Hormon-Ungleichgewicht weiter. So produzieren Endometriose-Herde zum Beispiel das Enzym Aromatase P450 und das Östrogen Östradiol, das anhaltende Entzündungen in den Endometriose-Herden fördert und weiteres Zellwachstum anregt. Östradiol hemmt zudem das Absterben der Zellen. Mit der Zeit liegt also immer mehr Östrogen in den Endometriose-Herden vor. Damit schaffen sich die Zellansammlungen quasi ihre eigene kleine Umwelt.

Gleichzeitig kann Progesteron in den Endometriose-Herden nicht wirken, weil der Rezeptor für dieses Hormon in den sogenannten Stromazellen der Herde herunterreguliert ist. Fachleute sprechen dann von einer Progesteronresistenz. Damit wird der eigentliche Gegenspieler der Östrogene sozusagen zahnlos, denn ohne Progesteron wird Östradiol auch nicht in das weniger aktive Östron umgewandelt. Das sensible Gleichgewicht zwischen Östrogenen und Progesteron ist dadurch gestört. Dies fördert das Zellüberleben und die Invasion, die Entzündungsreaktion, die Dysregulation des Immunsystems und das Einsprossen von Nervenfasern.

Therapeutische Ansätze, Endometriose zu behandeln, versuchen, das Gleichgewicht wiederherzustellen. Konkret bedeutet das, dass eine Hormontherapie den Zyklus durchbricht, um die Konzentration an Östrogenen im Körper dauerhaft zu senken. Das soll den Endometriose-Herden ihren „Kraftstoff" entziehen, die chronischen Entzündungen stoppen und somit das Fortschreiten der Krankheit abmildern.

So wirkt eine Hormontherapie

Verhütungsmittel,
die den Hormonhaushalt
regulieren, können bei Endometriose
eine Behandlungsoption sein.

Nach dem zu urteilen, was im vorherigen Abschnitt beschrieben wurde, scheint es ein optimaler Ansatz zur Endometriose-Therapie zu sein, den Östrogenspiegel zu senken. Das klingt allerdings einfacher, als es ist. Denn würde ein Arzneimittel dafür sorgen, dass Östrogene nahezu vollständig aus dem Körper verschwinden, hätte das für betroffene Frauen schwerwiegende Folgen, etwa Wechseljahresbeschwerden, Libidoverlust und schwindende Knochenmineraldichte. Östrogen erfüllt wichtige Funktionen im Körper, unterstützt beispielsweise die sexuelle Entwicklung, schützt langfristig vor Herz- und Demenzerkrankungen und hilft, die Blutgefäße gesund zu halten und den Cholesterinspiegel zu kontrollieren.

Ebenso wirkt Östrogen auf den Neurotransmitter Serotonin, genauer: stimuliert dessen Produktion. Serotonin ist bekannt als Glückshormon; es steuert unseren Appetit, den Schlaf-Wach-Rhythmus, wie intensiv wir Schmerz empfinden und ob wir glücklich oder

DIE HORMONREGELN

Der Menstruationszyklus wird
durch verschiedene Hormone geregelt.
Es ist ein fein abgestimmtes System.

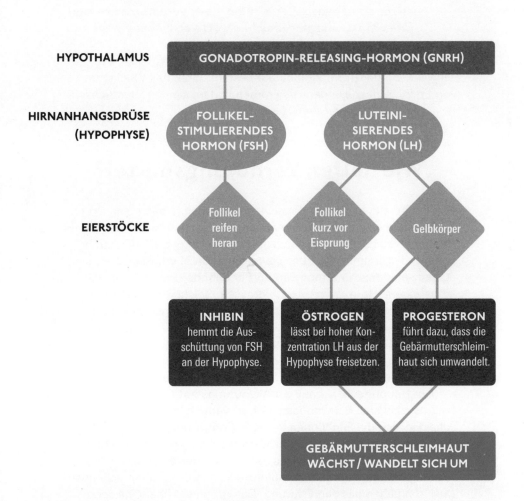

traurig sind. Ein niedriger Östrogenspiegel würde dazu führen, dass auch der Serotoninspiegel sinkt und wir weniger ausgeglichen sind. Ganz ohne Östrogen geht es also nicht! Die Herausforderung ist, den Östrogenspiegel gerade so weit zu senken, um das Wachstum und die Durchblutung der Endometriose-Herde zu unterdrücken.

 DIE ÖSTROGEN-SCHWELLENWERT-HYPOTHESE: Für das Hormon Östradiol liegt ein therapeutisches Fenster bei 30 bis 50 Pikogramm pro Milliliter Blut. Hier halten sich Nutzen und Nebenwirkungen am günstigsten die Waage. Eine höhere Östradiol-Konzentration stimuliert die Endometriose-Herde, eine niedrigere Konzentration führt dazu, dass der Knochenstoffwechsel angeregt wird und die Knochendichte sinkt.

Die Wirkung der Hormonpräparate besteht darin, das Wachstum von Endometriose-Herden zu hemmen, indem sie den Östrogenspiegel im Körper insgesamt reduzieren.

Wie helfen Verhütungsmittel?

Wie wir bereits in diesem Kapitel gelernt haben, steuert eine Drüse im Gehirn, die sogenannte Hirnanhangsdrüse, den Ablauf der Menstruationszyklen. Durch die Anwendung von Hormonpräparaten bekommt die Hirnanhangsdrüse die Information übermittelt, dass sich ausreichend Sexualhormone im Körper befinden, weshalb sie die körpereigene Hormonproduktion drosselt. Solche Präparate enthalten wie orale kombinierte Kontrazeptiva (Verhütungsmittel, besser bekannt als die „Pille") sowohl Östrogen als auch Gestagen oder sind reine Gestagenpräparate (die „Minipille" oder sogenannte progesteron-only pill). Synthetische Gestagene können eine ähnliche Wirkung wie das körpereigene Progesteron ausüben.

Der Hauptmechanismus von Verhütungsmitteln ist, die Empfängnis, also eine Schwangerschaft, zu verhindern. Dabei unterscheiden sich die Funktionen der zwei Kontrazeptiva-Gruppen: Synthetisches Östradiol – wie Ethinylestradiol – in Verhütungsmitteln reguliert den Menstruationszyklus und hemmt den Eisprung.

Reine Gestagenpräparate unterdrücken in einer entsprechenden Dosierung ebenfalls den Eisprung. Das geschieht über eine sogenannte negative Rückkopplung, indem das Präparat die Ausschüttung von FSH und LH hemmt. Als Folge sinkt der Östrogenspiegel im Körper, verdickt sich der Zervixschleim vor dem Muttermund und verändert sich die Gebärmutterschleimhaut.

Jedoch muss mit Blick auf Endometriose betont werden: Der Einfluss von Hormonpräparaten, die Östrogen und Gestagen oder nur ein Gestagen in entsprechender Dosierung enthalten, auf diese Erkrankung ist beschränkt.

 WIE SICH DIE HERDE WEHREN: Endometriose-Herde produzieren Aromatase P450, ein Enzym, das die Bildung von Östrogen ankurbelt und so den Östrogenspiegel in den Endometriose-Herden hochhält. Auf diese Mechanismen hat eine hormonelle Therapie mit Östrogen und Gestagen keinen Einfluss.

Trotz dieser Einschränkung ist eine Hormontherapie für viele Betroffene eine gute Option. Im Folgenden gehen wir daher genauer auf häufige Fragen und Bedenken ein. Scheuen Sie sich aber nicht davor, all diese Fragen auch Ihrer Ärztin oder Ihrem Arzt zu stellen, wenn Sie über diese Therapieform sprechen.

Keine Wirkung ohne Nebenwirkung

Jeder Wirkstoff löst neben der gewünschten Wirkung eventuell auch andere, unerwünschte Reaktionen aus. Das gilt für Hormonpräparate gleichermaßen. Längst bekannt ist, dass Hormonpräparate zu einem erhöhten Thromboserisiko in den Gefäßvenen führen. Außerdem drohen sogenannte arterielle thromboembolische Ereignisse (ATE), also Gefäßverschlüsse in Arterien. Thrombosen können verschiedene Körperstellen und Organe betreffen. Besonders gefährlich sind Gefäßverschlüsse, die im Gehirn, im Herzen oder in der Lunge auftreten.

Dies betrifft aber nicht alle Hormonpräparate, sondern vor allem jene, die Östrogen enthalten. Dazu gehören Kombinationspillen jeder Art, also orale Verhütungsmittel mit Östrogen und einem weiteren Hormon. Ebenso mit einem erhöhten Thromboserisiko verbunden sind parenterale Anwendungen, etwa hormonhaltige Vaginalringe und Verhütungspflaster.

Reine Gestagen-Präparate können Frauen mit einem erhöhten Risiko für Thrombosen anwenden. Für die 3-Monats-Spritze (DPMA) ist die Studienlage nicht eindeutig.

Häufige Fragen zur Hormontherapie

Schädigt die Hormontherapie meine Fruchtbarkeit (Fertilität)?
Die Fertilität ist nach dem Absetzen der Hormontherapie unverändert, also wie vor Beginn der Therapie. Ist die Fruchtbarkeit nicht durch die Endometriose eingeschränkt, werden 80 Prozent der Frauen mit Kinderwunsch innerhalb von sechs Monaten nach Absetzen der Pille schwanger. Eine Hormontherapie erhöht nicht das Risiko für Fehl-, Tot- oder Frühgeburten oder die Fehlbildungsrate. Kommt es unter der Einnahme von Hormonpräparaten zu einer Schwangerschaft, gibt es ebenfalls keine Häufung von Fehlbildungen.

Wie wirkt sich die Hormontherapie auf andere Medikamente aus?
Die Hormontherapie kann mit anderen Medikamenten wechselwirken, weswegen eine Einnahme immer ganz genau mit den behandelnden Ärztinnen oder Ärzten besprochen werden sollte. Antibiotika (zum Beispiel Ampicillin, Tetrazyklin, Rifampicin, Cephalosporine) und Medikamente gegen Epilepsie (zum Beispiel Carbamazepin, Phenytoin, Primidon) schwächen die Wirkung der Hormonpräparate ebenso ab wie Barbiturate. Nutzen Frauen die Hormontherapie gleichzeitig zur Verhütung, sollten sie zusätzlich mit einer anderen Methode verhüten beziehungsweise die Hormontherapie für die Endometriose anpassen.

Was geschieht, wenn ich einmal die Einnahme meiner Hormonpräparate vergessen habe? Die Hormontherapie sollte dennoch regulär fortgesetzt werden. Es können Zwischenblutungen auftreten, und unter Umständen ist der Verhütungsschutz in den nächsten sieben Tagen eingeschränkt. Kam es in den sieben Tagen vor der vergessenen Einnahme zum Geschlechtsverkehr, ist eine Schwangerschaft möglich. Die Wahrscheinlichkeit für eine Schwangerschaft steigt mit der Anzahl der vergessenen Tabletten.

Mir ist nach der Einnahme immer übel, was kann ich tun? Leider erleben einige Frauen diese unangenehme Nebenwirkung. In vielen

Hormone spielen die erste Geige

Fällen kann es dann helfen, die Hormonpräparate erst abends nach dem Essen einzunehmen. Denkbar ist zudem, die Hormone statt über den Mund etwa über die Scheide, Haut oder Vagina aufzunehmen. Sprechen Sie dazu am besten Ihre Ärztin, Ihren Arzt an.

Was mache ich, wenn ich eine Zunahme der Hautpigmentierung beobachte? Es kann passieren, dass während der Einnahme östrogenhaltiger Präparate Hautpigmentierungen vermehrt auftreten, beispielsweise im Gesicht. Denn die Hormone regen die Melanin-Produktion in der Haut an, wenn diese der Sonne ausgesetzt ist. Guten Schutz vor zu viel Sonneneinstrahlung bieten Sonnencremes oder eine Tagescreme mit Lichtschutzfaktor. Außerdem kann es helfen, die Hormonpräparate erst abends einzunehmen, sodass die höchste Hormonkonzentration nachts auftritt. Klappt das alles nicht, hilft ein Wechsel auf ein reines Gestagenpräparat.

Meine Libido hat unter der Hormontherapie nachgelassen. Was kann ich tun? Ein Libidoverlust kann verschiedene Ursachen haben. Bei Frauen können beispielsweise folgende Faktoren die sexuelle Lust beeinträchtigen: Schwangerschaft, Wechseljahre, Depressionen, Diabetes, Leberzirrhose und Nierenschwäche. Aber auch Stress und psychische Belastungen können eine Rolle spielen. Endometriose ist eine chronische Schmerzerkrankung, und dies kann zu einer reduzierten Libido führen. Eine ausgewogene Ernährung und ausreichend Bewegung können das Wohlbefinden steigern und sich positiv auf die Libido auswirken. Gegebenenfalls kann ein Wechsel der Hormontherapie auf ein östrogenhaltiges Präparat die Libido wieder erhöhen.

Ich habe Gewicht zugenommen. Was kann ich tun? Viele Frauen befürchten eine Gewichtszunahme bei der Anwendung einer Hormontherapie. Hierbei wird vor allem auf individuelle Erfahrungen einzelner Frauen verwiesen. Das Körpergewicht unterliegt allerdings vielen Einflüssen. Es ist unmöglich zu sagen, ob im Einzelfall eine Hormontherapie die Ursache für eine Gewichtsveränderung ist. Wissenschaftliche Analysen zeigen, dass Hormontherapien keinen messbaren Einfluss auf das Körpergewicht oder den Body-Mass-Index haben. Östrogene können langfristig zu Wassereinlagerungen im Unterhautgewebe führen und so eine Gewichtszunahme von ein bis zwei Kilogramm verursachen. Dies entspricht in etwa den Wassereinlagerungen, die auch in der zweiten Zyklushälfte auftreten,

So wirkt eine Hormontherapie

wenn der Östrogenspiegel ansteigt. Das Progesteron Drospirenon dagegen reduziert östrogenbedingte Wassereinlagerungen. Eine reine Gestagen-Therapie mit Drospirenon zur Therapie der Endometriose ist jedoch nicht zugelassen und wäre nur im sogenannten Off-Label-Use (siehe Seite 65) möglich.

Ich habe eine depressive Verstimmung. Was kann ich tun? Eine Veränderung der Stimmung unter einer Hormontherapie ist ein häufiger Grund, die Einnahme zu beenden. Packungsbeilagen listen depressive Symptome als mögliche Nebenwirkungen. Ob es allerdings einen direkten Zusammenhang zwischen der Einnahme von Hormonpräparaten und dem Auftreten depressiver Verstimmungen gibt, ist unklar. Hier fehlen eindeutige Daten. Frauen sollten sich im Falle von Stimmungsschwankungen und depressiven Symptomen mit ihrem behandelnden Arzt/ihrer behandelnden Ärztin in Verbindung setzen. Depressionen sind eine ernst zu nehmende Erkrankung, die auf jeden Fall behandelt werden sollte.

Habe ich ein erhöhtes Risiko, an Krebs zu erkranken, wenn ich Hormone einnehme? Ob eine Hormontherapie das Risiko für Brustkrebs erhöht, ist unklar. Es kann nicht ausgeschlossen werden, dass das Risiko sowohl während als auch nach der Anwendung der Pille, also kombinierten Präparaten mit Östrogen und Gestagen, geringfügig steigt. Für Gebärmutterhalskrebs gilt: Das Risiko steigt für Frauen, die kombinierte Hormonpräparate nehmen, mit der Dauer der Einnahme – verglichen mit Frauen, die keine Pille nehmen. Nachgewiesen ist aber: Das Risiko, an Eierstockkrebs und Gebärmutterkrebs zu erkranken, sinkt, wenn Frauen Hormonpräparate zur Empfängnisverhütung nehmen. Der Effekt ist sogar bis 30 Jahre nach dem Absetzen der Hormonpräparate sichtbar. Gleiches gilt für Dickdarmkrebs, auch hier sinkt das Risiko.

Was kann ich gegen eine trockene Scheide tun? Eine trockene Scheide kann als Nebenwirkung der Hormontherapie auftreten, insbesondere bei östrogenfreien Präparaten. Ebenso gilt ein Östrogenmangel im Intimbereich als Auslöser für eine trockene Scheide. Es kann helfen, das Hormonpräparat zu wechseln. Auf jeden Fall sollten Betroffene den Rat einer Frauenärztin oder eines Frauenarztes einholen. Eine Behandlung beginnt mit der örtlichen Anwendung von Feuchtigkeitscremes für die Scheide; je nach Schweregrad können lokale Hormonpräparate eingesetzt werden.

Was können Hormonpräparate leisten?

Es stehen mehrere Medikamente zur Verfügung, mit Vor- und Nachteilen. Erfahren Sie, wie Behandelnde hier auswählen.

Eine Therapie soll heilen, nicht nur „unterdrücken"; Schmerzen und weitere Symptome wie Sterilität gleichzeitig behandeln; wenige Nebenwirkungen und ein sicheres und akzeptables Kosten-Nutzen-Verhältnis haben, vor allem mit einem Blick auf Langzeittherapien; eine normale Einnistung befruchteter Eizellen gewährleisten und nicht den Eisprung verhindern; das Wachstum vorhandener Endometriose-Herde reduzieren und neue verhindern; gleich gut wirken bei allen Erscheinungsformen der Endometriose und Adenomyose. Und, und, und …

Klar ist: Präparate mit Steroidhormonen wie Östrogen und Progesteron, die in der medikamentösen Therapie der Endometriose zum Einsatz kommen, können nur einen Teil der vielen Anforderungen erfüllen.

Eine große Auswahl

Die Auswahl an Hormonpräparaten, die für die Behandlung einer Endometriose grundsätzlich infrage kommen, ist groß und für Laien schwer zu überblicken. Die Hormone und ihre Dosierungen können zudem je nach Produkt variieren.

Außerdem gibt es unterschiedliche Verabreichungsformen, zum Beispiel: Tabletten, die über den Mund eingenommen werden; sogenannte Vaginalringe, die in der Scheide liegen; Pflaster, die Hormone über die Haut in den Körper abgeben; Spiralen beziehungsweise Intrauterinpessare, die in der Gebärmutterhöhle liegen; Implantate und Stäbchen, die unter die Haut im Oberarm eingesetzt werden; Injektionen.

Die Wirkstoffe der Hormonpräparate können synthetisch hergestellt oder in einigen Fällen natürlichen Ursprungs sein. Reine Gestagenpräparate enthalten ein synthetisch hergestelltes Gestagen. Kombinierte Hormonpräparate bestehen aus dem synthetischen Östrogen Ethinylestradiol oder dem natürlichen Östradiol jeweils in Kombination mit einem Gestagen.

Was heißt das nun für Sie, welches Mittel lindert eventuell Ihre Endometriose? Sie ahnen es sicher bereits: Eine einfache, pauschale Antwort gibt es darauf nicht, und die Entscheidung für ein geeignetes Präparat sollte immer individuell mit Ihren Behandelnden abgestimmt werden. Ihre Ärztin oder Ihr Arzt kann sich dabei an einem Plan orientieren, der aufzeigt, wie Therapien durchgeführt werden sollten. Dabei wird von Erst- und Zweitlinientherapie (und so weiter) gesprochen.

 EINE ERSTLINIENTHERAPIE: Darunter versteht man die erste und bevorzugte Behandlungsstrategie nach der Diagnose. Das sind häufig Wirkstoffe, die besonders gut erforscht sind und die bei vielen Patientinnen bereits gut funktionieren. Bleibt ein Erfolg mit dieser Therapie aus, flammt die Erkrankung erneut auf (Rezidiv) oder verträgt die Patientin den Wirkstoff nicht, greifen Behandelnde zum Zweitlinientherapeutikum.

Bei der Endometriose gelten als sogenannte Erstliniensubstanz Gestagene. Die entsprechenden Präparate sind also das Mittel der Wahl, das im Normalfall als Erstes zum Einsatz kommt. Was sollten Sie über diese Präparate wissen?

Gestagen-Präparate

Eingesetzt werden synthetische Gelbkörperhormone, die in ihrer Wirkung dem körpereigenen Gestagen Progesteron ähneln, aber stärker wirken. Studien konnten für das Gestagen namens Dienogest eine Verbesserung der Endometriose-Beschwerden nachweisen. Dienogest reduziert die Anzahl der Östrogenrezeptoren und minimiert so den Einfluss von Östrogen auf Endometriose-Herde. Zusätzlich kann es die Bildung neuer Nervenfasern in betroffenen Regionen hemmen und so chronische Unterbauchschmerzen lindern. Dienogest ist das einzige Gestagen, das zur Endometriose-Therapie zugelassen ist und hat im Vergleich zu anderen Hormontherapien eine geringere Rückfallquote.

👉☞ **WAS IST ZU BEACHTEN: Diese Hormone sollten täglich möglichst zur gleichen Zeit genommen werden. Als Nebenwirkungen von Gestagen-Präparaten sind Zwischenblutungen, Beeinträchtigung der Stimmung und vermindertes sexuelles Verlangen bekannt. Während einer Therapie mit Dienogest setzt häufig der Eisprung aus.**

Ärztinnen und Ärzte verschreiben Dienogest beispielsweise, wenn eine Endometriose vorliegt oder eine Endometriose bereits operativ behandelt wurde und Rezidive verhindert werden sollen.

Es kann sein, dass Sie bereits von Dienogest gehört oder gelesen haben, und zwar nichts Gutes! Vor allem in den sozialen Medien berichten Nutzerinnen Gestagen-haltiger Hormonpräparate von störenden Nebenwirkungen. Sie verzerren jedoch das tatsächliche Bild, da vor allem Personen mit schlechten Erfahrungen darüber sprechen. Wie bei allen Medikamenten gilt auch bei Hormonpräparaten, Nutzen und Nebenwirkungen sorgfältig abzuwägen. Für viele Betroffene überwiegt der Nutzen einer solchen Therapie, denn die Einschränkungen der Lebensqualität durch die Endometriose und die chronischen Schmerzen sind einschneidend.

Weitere Gestagen-haltige Präparate, die eingesetzt werden können, sind Desogestrel, Chlormadinon, Dydrogesteron und Drospirenon. Im Gegensatz zu Dienogest sind diese aber nicht für eine Endometriose-Therapie zugelassen. Ihre Zulassung beschränkt sich auf die Verhütung, Hormonersatztherapie und Blutungsstörungen. Ärzte und Ärztinnen können sie allerdings „off-label" verschreiben, wenn andere zugelassene Medikamente aufgrund von Unverträglichkeiten nicht möglich sind.

Was heißt es, wenn etwas „off-label" verschrieben wird? Wörtlich bedeutet es, dass ein Medikament anders genutzt wird als auf dem Label vermerkt. Ein eigentlich als Verhütungsmittel zugelassenes Arzneimittel wird zum Beispiel zur Behandlung von Endometriose eingesetzt. Ärztinnen und Ärzte müssen ihre Patientinnen dann genau über Risiken und Nebenwirkungen aufklären. Und: Krankenkassen erstatten den Off-Label-Einsatz nur in Ausnahmefällen.

Bei einigen Frauen schlägt Dienogest nicht ausreichend an, die Beschwerden dauern an. Oder die Nebenwirkungen belasten die Patientin zu stark. Dann können Ärztinnen und Ärzte in einer besagten Zweitlinientherapie (1) kombinierte orale Kontrazeptiva („Pille"), (2) andere Gestagene – inklusive lokaler Anwendungen wie die Hormonspirale – oder (3) GnRH-Analoga verschreiben.

Mit Blick auf die Zulassungen gilt: Im deutschsprachigen Raum sind für die Therapie der Endometriose aktuell nur die Wirkstoffe Dienogest, GnRH-Agonisten und seit November 2023 ein GnRH-Antagonist zugelassen.

Die Pille „durchnehmen"

Die meisten Pillen-Präparate lindern Endometriose-bedingte Schmerzen nachweislich. Bei starken Regelschmerzen kann aber auch die sogenannte Entzugsblutung, also die Blutung nach dem Ende eines Pillen-Einnahmezyklus, noch schmerzhaft sein. In solchen Fällen empfehlen Mediziner und Medizinerinnen, den Hormonzyklus und die Regelblutung längerfristig zu unterdrücken. Dafür nehmen Patientinnen die Pille durchgehend, das heißt, sie verzichten auf die „Pillenpause" von rund sieben Tagen.

Bei einer Pillen-Langzeiteinnahme handelt es sich um einen Off-Label-Use, denn in der Zulassung ist eine „Pillenpause" vorgesehen. Möglicherweise erstatten die Krankenkassen deshalb nicht die Kosten für die Therapie. Das sollten Patientinnen unbedingt vor Beginn der Behandlung klären. Zu den häufigsten Nebenwirkungen der Pille zählen Kopfschmerzen, Wassereinlagerungen und Spannungsgefühle in der Brust.

Die Spirale als Alternative

Der Einsatz einer Hormonspirale in die Gebärmutter ist bei Endometriose bisher nur als Ergänzung zu einer vorangegangenen Operation untersucht. Studien zeigen, dass eine Kombination aus Operation und Spirale die Beschwerden besser lindert als eine Operation allein. Die Hormonspirale wird hauptsächlich als Verhütungsmittel eingesetzt. Aus dieser Anwendung sind mögliche Nebenwirkungen wie

Zwischenblutungen, Unterbauchbeschwerden, Akne und Brustspannen bekannt.

Hormonspiralen gibt es in unterschiedlichen Dosierungen: mit 20 Mikrogramm Levonorgestrel pro Tag (Mirena), mit 17,5 Mikrogramm pro Tag (Kyleena) und mit 10 Mikrogramm pro Tag (Jaydess). Nur die Hormonspirale mit 20 Mikrogramm Levonorgestrel pro Tag ist zur Therapie von sehr starken Regelblutungen zugelassen. Alle drei Dosierungen wirken aber – bezogen auf Regelschmerzen – gleich gut.

Was sind GnRH-Agonisten und GnRH-Antagonisten?

Eine dritte große Gruppe sind die Wirkstoffe, die gezielt den Pfad des Gonadotropin-Releasing-Hormons angreifen. Dazu gehören die GnRH-Analoga. Sie sind dem körpereigenen GnRH ähnlich („analog") und binden an die GnRH-Rezeptoren der Hirnanhangsdrüse. Bei den GnRH-Analoga gibt es Agonisten und Antagonisten. GnRH-Agonisten lösen zunächst die gleiche Reaktion aus wie das körpereigene GnRH, sprich: LH und FSH werden freigesetzt und erhöhen kurzfristig den Östrogen-Spiegel.

Werden GnRH-Agonisten aber kontinuierlich eingenommen, überstimulieren sie die Rezeptoren, woraufhin diese „herunterreguliert" werden, also von der Zelloberfläche der Hirnanhangsdrüse verschwinden. Dieser Effekt setzt etwa zwei bis drei Wochen nach Beginn der Therapie ein und führt dazu, dass die Ausschüttung der Sexualhormone versiegt.

GnRH-Agonisten lindern Endometriose-Beschwerden zuverlässig. Allerdings haben sie stärkere Nebenwirkungen als die Pille: Sie senken die Produktion der „weiblichen" Hormone so stark ab, dass Symptome eines Östrogenmangels auftreten können. Vornehmlich sind das Wechseljahresbeschwerden: Hitzewallungen, Schlafstörungen, trockene Scheide und Stimmungsschwankungen. Bei einer Langzeitanwendung können GnRH-Agonisten außerdem die Knochendichte verringern. Deshalb wird empfohlen, zusätzlich zu den GnRH-Agonisten ein niedrig dosiertes Östrogen-Gestagen-Präparat einzunehmen. Das soll die Beschwerden durch den Hormonmangel abschwächen.

GnRH-Antagonisten werden ebenfalls als Tabletten eingenommen. Sie wirken wie auch die Agonisten an der Hirnanhangsdrüse und blockieren die Rezeptoren, indem sie anstatt des körpereigenen Hormons GnRH an ihnen binden (Kompetition). Weil GnRH nicht mehr binden kann, kann es auch nicht mehr dafür sorgen, dass die nachgeschalteten Prozesse in Gang kommen. GnRH-Antagonisten unterbinden auf diese Weise die Ausschüttung der Botenstoffe LH und FSH und somit auch die Produktion von Östrogenen.

GEGENSPIELER EINSETZEN: Als Antagonisten bezeichnet man Wirkstoffe, die einem bestimmten Molekül entgegenwirken – ein Gegenspieler quasi. Wenn wir also von einem GnRH-Antagonisten sprechen, heißt das nichts anderes, als dass dieser Wirkstoff das Gonadotropin-Releasing-Hormon blockiert.

Diese Präparate lindern Schmerzen bei der Regelblutung und nichtzyklische Unterleibsbeschwerden zuverlässig. An Nebenwirkungen können, wie bei der Therapie mit GnRH-Agonisten, verringerte Knochenmineraldichte, erhöhte Lipidspiegel und vermehrte Hitzewallungen auftreten. Hinzu kommen unter Umständen Kopfschmerzen und Nasennebenhöhlenentzündungen. Allerdings ist die Nebenwirkungsrate insgesamt geringer als bei einer Therapie mit GnRH-Agonisten, da der basale Östrogenspiegel erhalten bleibt.

Der GnRH-Antagonist Relugolix ist aktuell in Deutschland als Kombinationspräparat mit 40 Milligramm Relugolix, 1 Milligramm Östradiol (als Hemihydrat) und 0,5 Milligramm Norethisteronacetat erhältlich. Eine Tablette wird täglich in etwa zur selben Tageszeit, unabhängig von den Mahlzeiten und bei Bedarf mit etwas Flüssigkeit, eingenommen.

Bei Patientinnen mit Risikofaktoren wie Osteoporose oder Knochenschwund wird vor dem Beginn der Behandlung eine Dual X-Ray Absorptiometry (DXA) empfohlen. Bei dieser Messung stellen Medizinerinnen und Mediziner fest, wie hoch die Knochendichte in verschiedenen Regionen des Körpers ist.

Außerdem müssen vor Beginn der Behandlung mit GnRH-Antagonisten sämtliche hormonellen Kontrazeptiva abgesetzt werden. Es ist zugleich auch wichtig, dass die Patientin nicht schwanger ist. Für mindestens einen Monat nach Beginn der Behandlung sollten Patientinnen daher nicht-hormonelle Methoden der Empfängnisverhütung anwenden.

Neue Ansätze – Aromatasehemmer

Die meisten hormonellen Behandlungen der Endometriose konzentrieren sich auf die Hemmung der Östrogenproduktion in den Eierstöcken. Aber sie ignorieren dabei das lokal in den endometriotischen Läsionen produzierte Östrogen; dieses Problem wurde bereits zuvor beschrieben. Hier greifen Aromatasehemmer ein und erste Studien scheinen vielversprechend.

Der Vorteil: Die Aromatase wird von einem einzigen Gen kodiert und ist das letzte Enzym des Östrogen-Biosynthesewegs. Wird die Aromatase gehemmt, kommt die gesamte Östrogenproduktion – auch diese in den Endometriose-Herden – zum Erliegen. Nachteilig ist jedoch, dass schwere Nebenwirkungen wie Scheidentrockenheit, Hitzewallungen und verminderte Knochenmineraldichte auftreten können.

Zugelassen ist bislang kein Präparat. Und es fehlen langfristige Erfahrungen mit Aromataseinhibitoren (AI) – vor allem als Monotherapie bei Frauen vor der Menopause, welche ja den Großteil der Patientinnen mit Endometriose darstellen. Wenn ein Aromatasehemmer eingesetzt wird, dann muss er mit anderen oralen Kombinationspräparaten, Gestagenen, GnRH-Agonisten oder GnRH-Antagonisten kombiniert werden, da es sonst zu einem reflektorischen Anstieg der körpereigenen Hormonproduktion kommt.

Gut vorbereitet ins Arztgespräch

Nach dem Lesen dieser Abschnitte schwirrt Ihnen vielleicht der Kopf: Es scheint ja eine Menge Medikamente zu geben, die infrage kommen – das macht Hoffnung! Zugleich ist aber immer wieder von Nebenwirkungen die Rede, von Risiken, von wichtigen Details, die beachtet werden müssen – das macht Ihnen vielleicht Sorgen. Und dann ist da noch die Sache mit den Zulassungen und dem Off-Label-Use, die alles noch komplizierter macht.

Ziel dieses Kapitels ist es natürlich nicht, dass Sie sich nun allein für ein Präparat entscheiden. Es geht vielmehr darum, einen Überblick zu bekommen, um zu verstehen, was Ihr Arzt, Ihre Ärztin vorschlägt. Und um ganz gezielt nachzufragen, wenn Ihnen etwas seltsam vorkommt, wenn Sie Befürchtungen haben oder wenn Sie selbst eine Option ins Spiel bringen möchten.

HORMONELLE THERAPIEOPTIONEN

Nachfolgend aufgelistet die Hormonpräparate,
die in Deutschland erhältlich sind.

WIRKSTOFFGRUPPE	WIRKSTOFF
ERSTLINIENTHERAPIE	
Gestagenmonotherapie, p.o.	– Dienogest 2 mg p.o. – Desogestrel 75 µg p.o. – Dydrogesteron 10 mg p.o.
ZWEITLINIENTHERAPIE	
GnRH-Antagonist	– Relugolix 40 mg (in Kombination mit Estradiol 1 mg und Norethisteron 0,5 mg)
Östrogen-Gestagen-Kombinationen	– Komb. Orale Kontrazeptiva (KOK) p.o. (bevorzugt mit Dienogest 2 mg) – Vaginalring (Etonogestrel 11,7 mg, Ethinylestradiol 2,7 mg) – Pflaster (Norelgestromin 6 mg + Ethinylestradiol 600 µg)
Andere Gestagene inklusive lokaler Anwendung	– **Levonorgestrel-IUD:** 10 µg/d bzw. 13,5 mg bis zu 3 Jahre; 17,5 µg/d bzw. 19,5 mg bis zu 5 Jahre; 20 µg/d bzw. 52 mg bis zu 5 Jahre (bei Hypermenorrhoe) bis zu 8 Jahre (zur Kontrazeption) – **Implantat / Stäbchen**: Etonogestrel 68 mg s.c. bis zu 3 Jahre – **Depot:** Medroxyprogesteron 150 mg für 3 Monate i.m.; 104 mg für 3 Monate, s.c.
GnRH-Agonisten	– Leuprorelin 3,75 mg/Monat i.m./s.c. oder 10,72 mg für 3 Monate – Goserelin 3,6 mg/Monat Implantat i.m./s.c. – Nafarelin 0,2 mg 2 x 1 Sprühstoß nasal

7

Zurück zur Ausgangsfrage: Was können nun Hormone leisten? Die gute Nachricht: Bei der Mehrheit der Frauen – genauer gesagt etwa zwei Dritteln – ist die Hormontherapie mit oralen Kombinationspräparaten und Gestagen-Monotherapien wirksam. Die Langzeitwirkung ist jedoch begrenzt und Zweitlinientherapien sind mit lästigen Wechseljahrbeschwerden verbunden.

Es besteht daher ein Bedarf an einer wirksamen oralen Langzeitbehandlung, die in der Lage ist, die Symptome der Endometriose zu lindern und gleichzeitig die Auswirkungen der Nebenwirkungen zu verringern. Hier muss noch weiter geforscht werden, damit idealerweise eines Tages ein Endometriose-Medikament zur Verfügung steht, das tatsächlich alle eingangs geschilderten Anforderungen erfüllt.

Kinderwunsch – und jetzt?

Endometriose und Kinderwunsch, das ist leider eine schwierige Kombination. Doch auch hier gibt es Hoffnung!

Endometriose ist eine chronische Erkrankung, die viele Frauen in einer Lebensphase trifft, in der sie sich über ihre Familienplanung Gedanken machen oder sich sogar bereits sehnlichst ein Kind wünschen. Mit Blick auf die zuvor geschilderte Hormontherapie heißt das, dass viele Frauen – und deren Partner oder Partnerinnen – mit Kinderwunsch sich entscheiden müssen: Entweder die Endometriose mit einer Hormontherapie behandeln oder den Kinderwunsch erfüllen. Denn unter keiner der genannten Hormontherapien kann – bei regelrechter Einnahme – eine Frau schwanger werden. Setzt die Patientin die Hormontherapie ab, kehren ihre Schmerzen oft zurück. Dass auch diese eine Familienplanung beeinträchtigen können, haben Sie bereits in Kapitel 1 erfahren (Seite 29).

Sie sind nicht allein!

Über das, was ein unerfüllter Kinderwunsch für betroffene Frauen und Paare bedeutet, ließe sich wohl ein ganzes Buch füllen. Im Falle einer Endometriose kommt hinzu, dass diese auf unterschiedlichen Ebenen eine Rolle spielt. Das betrifft einerseits die eben beschriebenen Therapieoptionen, die einer Schwangerschaft entgegenstehen und Frauen vor eine schwierige Entscheidung stellen. Andererseits trägt aber auch die Erkrankung selbst auf unterschiedliche Art dazu bei, dass es für Betroffene schwieriger sein kann, schwanger zu werden. Die Situation ist also kompliziert und vor allem sehr belastend. Auch wenn es nur ein schwacher Trost ist: Sie sind mit dieser Erfahrung nicht allein!

Wie viele Frauen und Paare genau betroffen sind, ist jedoch unklar. Hier fehlt es an gut gemachten, sprich: prospektiv randomisiert kontrollierten Studien; sie könnten die genaue Häufigkeit (Prävalenz) und den Einfluss der Endometriose auf die Reproduktivität untersuchen. Aus Befragungen ist aber bekannt: Rund ein Drittel der Endometriose-Betroffenen berichten von einem unerfüllten Kinderwunsch. Damit ist die Rate etwa doppelt so hoch wie bei Frauen ohne Endometriose.

Gleichzeitig ist bei der Hälfte aller Frauen mit unerfülltem Kinderwunsch eine Endometriose nachweisbar. Hier ist allerdings unklar, ob die hohe Quote nicht auch daran liegt, dass bei Frauen mit unerfülltem Kinderwunsch im Laufe der Ursachensuche diagnostische Methoden angewandt werden, die andere Frauen nicht erhalten.

 DIAGNOSE ALS ZUFALLSFUND? Vielleicht wird die Endometriose nur gefunden, weil zum Beispiel eine Bauchspiegelung durchgeführt wird, um die Ursache für die ausbleibende Schwangerschaft zu finden. Ob die Endometriose dann die kausale Ursache dafür ist, dass die Frau bisher nicht schwanger wurde, ist ungewiss.

Andere häufige Ursachen für einen unerfüllten Kinderwunsch bei Frauen sind ein ausbleibender oder zu geringer Eisprung, Verwachsungen, nicht durchgängige Eileiter oder andere Veränderungen an den Eileitern sowie gestörte Hormonbalancen (zum Beispiel ein zu hoher Prolaktinspiegel). Einige dieser Abweichungen vom „Normalzustand" können jedoch ebenfalls im Zusammenhang mit einer Endometriose auftreten.

Warum werde ich nicht schwanger?

Wenn eine lang ersehnte Schwangerschaft ausbleibt, spricht man von „Unfruchtbarkeit" oder in der medizinischen Fachsprache von Sterilität. Fachleute unterschieden außerdem zwischen „primärer Sterilität", wenn die betroffene Frau nie zuvor schwanger war, und „sekundärer Sterilität", wenn es zuvor bereits eine oder mehrere Schwangerschaften gab.

Halten wir an dieser Stelle kurz inne. Denn vielleicht ist es für Sie sehr unangenehm, diese Begriffe zu lesen. Sterilität klingt endgültig, auch die Nähe zum Wort Sterilisation mag irritieren, bezeichnet dieses doch die gezielte, dauerhafte Verhinderung einer Schwangerschaft – also das exakte Gegenteil dessen, was betroffene Frauen sich wünschen. Dazu zunächst der Hinweis: Wir verwenden hier bewusst medizinische Begriffe, um korrekt zu bleiben, aber auch, um Sie auf das Vokabular vorzubereiten, das Ihnen bei der weiteren Recherche und auch im Austausch mit Fachpersonen begegnen wird.

 DIE DEFINITION BERUHIGT: In der Medizin wird von Sterilität gesprochen, wenn eine Frau auch nach einem Jahr ungeschütztem Geschlechtsverkehr nicht schwanger wird. Es ist also keine Aussage über die Zukunft! Die entsprechende Diagnose schließt nicht per se aus, dass es im nächsten Jahr vielleicht doch klappt.

Die meisten Frauen, die schon länger vergeblich versuchen, schwanger zu werden, stellen sich früher oder später die Frage nach dem Warum: Warum werde ich nicht schwanger?

Bei einer Endometriose gibt folgende Theorie eine mögliche Antwort: Besonders aktive und hochdifferenzierte Endometriose-Herde erhöhen die Menge sogenannter Mediatoren, also Vermittler wie etwa bestimmter Hormone. Diese verändern das Verhältnis von Östradiol zu Progesteron in der zweiten Zyklushälfte, oder genauer: Es gibt dadurch mehr Östradiol und weniger Progesteron. Das wiederum stört die Eizellreifung sowie die Funktion des Gelbkörpers und führt zu Dysmenorrhoe und häufig Schmierblutungen vor der Menstruation.

Darüber hinaus gibt es noch weitere mögliche Gründe, warum bei einer Endometriose die Schwangerschaft ausbleiben könnte. Nicht alle treten immer gleichzeitig auf. Aber die Kombination mehrerer möglicher Ursachen senkt die Wahrscheinlichkeit dafür, dass

eine Frau schwanger beziehungsweise die Schwangerschaft auf-
rechterhalten wird:

1 VERZICHT. Einige Frauen verzichten auf penetrativen Geschlechtsverkehr, weil die Schmerzen beim Sex und die chronischen Unterbauchschmerzen für sie sehr belastend oder schlichtweg unerträglich sind. Für betroffene Paare ist das, wie zuvor beschrieben, eine besonders schwierige Situation. Dass dies die Chancen, auf natürlichem Wege schwanger zu werden, stark einschränkt,
liegt auf der Hand.

2 VERWACHSUNGEN. Sie verursachen anatomische Veränderungen im kleinen Becken, die die Empfängnis unterbrechen.
Beispielsweise kann die Freisetzung der Eizellen aus den Eierstöcken
durch Verwachsungen gestört sein, ebenso wie der Transport durch
die Eileiter.

3 ZYSTEN. Endometriose-Zysten schädigen die angrenzende,
gesunde Eierstockrinde. Das verringert unter Umständen die
Eizellreserve und dementsprechend ebenfalls die Wahrscheinlichkeit
einer Schwangerschaft.

4 MIKROUMGEBUNG. Ist die Mikroumgebung zwischen den
Eibläschen in den Eierstöcken durch die Erkrankung verändert,
hat das eventuell einen Einfluss auf das Heranreifen der Follikel und
die Qualität der Eizellen.

5 IMMUN- UND ENTZÜNDUNGSPROFILE. Wie Sie bereits auf
Seite 17 lesen konnten, spielen auch unsere Immunprozesse bei
einer Endometriose eine Rolle. Sind Immun- und Entzündungsprofile
verändert, verhindern sie, dass sich befruchtete Eizellen in die Gebärmutterschleimhaut einnisten beziehungsweise dauerhaft einnisten.

6 ADENOMYOSE. Auch sie steht im Verdacht, unfruchtbar zu
machen und den Erfolg von In-vitro-Fertilisationen zu reduzieren. Studien beschreiben im Zusammenhang mit der Adenomyose
reduzierte Schwangerschafts- und Geburtenraten sowie eine erhöhte Abortrate, sowohl bei spontanem Schwangerschaftseintritt als
auch nach reproduktionsmedizinischen Maßnahmen.

Ist eine Kinderwunschbehandlung sinnvoll?

Auch wenn das monate- oder gar jahrelange Warten auf den positiven Schwangerschaftstest zermürbend sein kann, für viele betroffene Paare geht der Kinderwunsch letztendlich doch in Erfüllung. Also einfach weiter wünschen und hoffen? Das kann ein Weg sein, aber oft ist es auch sinnvoll, hier aktiv nachzuhelfen, sprich: eine Kinderwunschbehandlung zu beginnen.

Bei Patientinnen mit Endometriose sollte dabei genau abgewogen werden, wann mit reproduktionsmedizinische Maßnahmen begonnen wird. Zuvor muss der behandelnde Arzt oder die behandelnde Ärztin mithilfe einer umfassenden Diagnostik andere Faktoren ausschließen, die ebenfalls zu einer Sterilität führen können.

 KEIN EINFLUSS AUF DIE REZIDIVRATE: Bei Frauen, die an einer Kinderwunschbehandlung teilnehmen, ist die Rezidivrate der Endometriose im Vergleich zu Frauen, die keine Kinderwunschbehandlung erhalten, nicht erhöht. Eine gute Nachricht für Betroffene!

Eine Übersicht über Einrichtungen, die eine Kinderwunschbehandlung durchführen, ist hier zu finden: www.repromed.de (Hinter der Webseite steht der Bundesverband Reproduktionsmedizinischer Zentren Deutschlands e. V., kurz: BRZ).

Besonders bei Patientinnen mit Endometriose-Zysten (siehe auch „Schokozysten", Seite 33 und 38) kann es sinnvoll sein, vor einer möglichen Therapie unbefruchtete Eizellen zu entnehmen und vorsorglich einzufrieren. Diese Methode nennt sich Medical Freezing. So kann die Fruchtbarkeit der Betroffenen erhalten werden. Behandelnde sollten dies mit ihren Patientinnen frühzeitig besprechen. Einrichtungen, die diese Methode anbieten, können Sie hier finden: www.fertiprotekt.com (FertiPROTEKT Netzwerk e. V.).

Doch wie sind nun die Erfolgsaussichten einer solchen reproduktionsmedizinischen Behandlung? Hier spielt – ebenso wie bei natürlichen Schwangerschaften – vor allem das Alter der Frau eine entscheidende Rolle: Frauen zwischen 30 und 34 Jahren haben nach einem Embryotransfer eine Wahrscheinlichkeit von knapp 40 Prozent, schwanger zu werden. Die Geburtenrate liegt in dieser Altersgruppe bei rund 32 Prozent. In der Altersgruppe von 41 bis 44 Jahren sinkt die Schwangerschaftsrate pro Embryotransfer auf knapp 17 Prozent und die Geburtenrate auf etwa 8 Prozent.

Ob für Sie persönlich eine Kinderwunschbehandlung der richtige Weg ist, lässt sich nicht pauschal sagen. Hier spielen viele individuelle Faktoren eine Rolle. Eine ausführliche Beratung ist aber ohnehin der erste Schritt für alle, die diesen Weg gehen wollen. Besprechen Sie also Ihr Vorhaben mit Ihren behandelnden Ärztinnen und Ärzten und fragen Sie detailliert nach, um mit gutem Gefühl eine Entscheidung treffen zu können.

Wie beeinflusst eine OP die Chance, schwanger zu werden?

Operative Therapien sind bei einer Endometriose ein wichtiges Thema, das in Kapitel 4 ausführlich behandelt wird. Auch bei der Entscheidung für oder gegen eine OP ist es sehr relevant, ob Sie einen Kinderwunsch haben oder nicht.

Um es gleich vorwegzunehmen: Das Thema ist komplex, da sich eine Operation grundsätzlich sowohl positiv als auf negativ auswirken könnte und in diesem Bereich noch einige Fragen offen sind. In jedem Fall ist es sehr wichtig, dass Ihre behandelnden Ärztinnen und Ärzte wissen, ob Sie einen Kinderwunsch haben oder nicht und ob Sie aktuell versuchen, schwanger zu werden.

Um das richtige Vorgehen im Sinne der Patientin wählen zu können, sollten Ärztinnen und Ärzte darüber hinaus vorab einige Punkte klären. Sie wollen unter anderem wissen: Hat die Patientin Schmerzen und falls ja, wie stark sind sie? Wie alt ist die Patientin, welche Vorstellungen und Wünsche hat sie? Gab es bereits Operationen in der Vorgeschichte? Gibt es andere Faktoren, die die Chance, schwanger zu werden, beeinflussen könnten (dazu zählt zum Beispiel auch ein auffälliges Spermiogramm beim Mann)? Wie ist der Zustand der Eizellreserve in den Eierstöcken?

Verschiedene Studien zeigen, dass die operative Laparoskopie, also die Bauchspiegelung mit Behandlung von Endometriose-Herden (siehe ab Seite 85), insbesondere bei milder und moderater Endometriose (rASRM Stadium I und II; siehe Seite 23) die Schwangerschaftsrate erhöhen kann.

Bei der tiefen Endometriose gibt es widersprüchliche Daten, ob und in welchem Umfang die Fertilität der Betroffenen verbessert werden kann. In diesem Fall sollte im Vorfeld der Operation eine sorgfältige Nutzen-Risiko-Abwägung erfolgen.

Besonders heikel ist die operative Entfernung von Endometriose-Zysten in den Eierstöcken. Egal welches Operationsverfahren Medizinerinnen und Mediziner anwenden, sie alle schränken die Eizellreserve ein, wenn auch in unterschiedlichem Ausmaß. Unter der Eizellreserve versteht man die Anzahl und Qualität der Eizellen, die in den Eierstöcken vorhanden sind. Die Operationen an den Eierstöcken schädigen gesundes Eierstockgewebe. Um einschätzen zu können, wie problematisch das im konkreten Fall ist, kann es sinnvoll sein, vor der Entscheidung für oder gegen eine Operation den Zustand der Eizellreserve zu beurteilen. Dazu hat sich die Messung des Anti-Müller-Hormons (AMH) etabliert.

 WAS DER AMH-WERT VERRÄT: Das AMH wird von einer Zellschicht in den Eierstöcken gebildet und ist wenig zyklusabhängig. Noch fehlt ein international anerkannter Standard, und deswegen gibt es unterschiedliche Methoden der Analyse. Dennoch gibt der AMH-Wert einen guten Überblick darüber, wie viele gute Eizellen sich noch im Eierstock befinden. Er wird heute vor allem zur Planung von reproduktionsmedizinischen Maßnahmen wie der In-vitro-Fertilisation (IVF) verwendet.

Bis heute ist nicht eindeutig nachgewiesen, ob eine Entfernung von Endometriose-Zysten die Chancen auf eine Schwangerschaft erhöht. Manchmal erfolgt eine Operation dennoch, zum Beispiel wenn die Schmerzen durch die Endometriose-Zysten zu stark sind, die Eibläschen (Follikel) sich nur schwer punktieren lassen, um Eizellen für eine Kinderwunschbehandlung zu gewinnen, oder die Eizellen von schlechter Qualität sind.

Um den Frauen nach einer Operation mit Diagnose einer Endometriose die Wahrscheinlichkeit für eine natürliche Empfängnis möglichst objektiv vorherzusagen und um sie zu diesem Thema besser beraten zu können, wurde der „Endometriosis Fertility Index" entwickelt. Er beschreibt anhand eines Punktesystems die Veränderungen an Eierstock und Eileiter. Dafür berücksichtigt der Index anamnestische Faktoren, also Informationen aus dem Gespräch mit der Patientin: Dazu zählen etwa Alter, die Dauer der Sterilität und die

Schwangerschaftsanamnese. Der Wert, der auf diese Weise ermittelt wird, gibt dann die Wahrscheinlichkeit wieder, mit der Patientinnen in den nächsten drei Jahren auf natürlichem Wege schwanger werden können.

Diagnostische Methoden während einer Operation

Wird einer Frau mit Kinderwunsch eine operative Diagnostik und Therapie der Endometriose mittels Laparoskopie empfohlen, ist es sinnvoll, während desselben Eingriffes – unter Narkose – eine Gebärmutterspiegelung durchzuführen. Hierzu schauen Fachleute mit einer Kamera in die Gebärmutterhöhle und beurteilen, ob es Veränderungen wie Polypen oder Verwachsungen gibt. Diese senken nämlich die Wahrscheinlichkeit, dass eine befruchtete Eizelle sich einnistet. Und: Sind solche Veränderungen vorhanden, können sie direkt mit entfernt werden.

Zudem kann während der Operation über einen Katheter oder Manipulator blaue Flüssigkeit in die Gebärmutterhöhle gespritzt werden. Tritt diese Flüssigkeit aus den Eileitern heraus, ist das ein Zeichen dafür, dass die Eileiter durchgängig sind. Allerdings bedeuten durchgängige Eileiter nicht automatisch, dass die Eileiter auch einwandfrei funktionieren. Denn etwa die Peristaltik der Eileiter kann durch Verwachsungen oder anatomische Veränderungen dennoch verändert sein.

Fazit ist, dass Endometriose und Kinderwunsch sich nicht per se ausschließen. Klären Behandelnde ihre Patientinnen frühzeitig auf und informieren sie über mögliche Eingriffe, können beide eine gemeinsame Entscheidung für die verschiedenen Therapien treffen.

Schwangerschaft und Geburt

Endlich schwanger – für viele Frauen mit Endometriose geht damit ein lang ersehnter Wunsch in Erfüllung. Eventuell wird die Freude aber dadurch etwas getrübt, dass Frauen sich Sorgen um ihr ungeborenes Kind und um den Verlauf der Schwangerschaft machen.

Hormone spielen die erste Geige

Hierzu zunächst das Wichtigste: Die Chancen stehen durchaus gut, dass die Schwangerschaft normal verläuft und ein gesundes Kind geboren wird!

Inwiefern eine Endometriose den Schwangerschaftsverlauf und die Entbindung stören kann, ist unklar und wird in der Fachwelt kontrovers diskutiert. Hier fehlen gut konzipierte, prospektive Studien. Sie wären nötig, um Auswirkungen von Operationen zum Beispiel auf den Verlauf der Erkrankung unter der Schwangerschaft zu beurteilen.

Vor allem bei einer Adenomyose können seltene Komplikationen während der Schwangerschaft und Entbindung der Frauen mit Endometriose beobachtet werden. Wie häufig und bedeutend sie für das Gros der Patientinnen sind, ist unbekannt.

Bislang gibt es nur einzelne Daten, die einen möglichen Zusammenhang zwischen Endometriose und geburtshilflichen Komplikationen zeigen. Das können sein: eine erhöhte Rate an Fehlgeburten, Eileiter- und Bauchhöhlenschwangerschaften sowie Frühgeburten; vorzeitiger Blasensprung; Blutungen vor der Geburt, vorzeitige Plazentaablösung und Fehllagen der Plazenta; Präeklampsie („Schwangerschaftsvergiftung"), Schwangerschaftsbluthochdruck, Stoffwechselstörungen wie Diabetes und Cholestase („Gallenstauung"). Wie häufig diese Komplikationen Endometriose-bedingt auftreten, ist unklar. Denn sie können auch bei anderen Erkrankungen vorkommen, sodass eine Verbindung zur bestehenden Endometriose nicht eindeutig festgestellt werden kann.

Auch beim Kind können Komplikationen auftreten, etwa ein zu früher Geburtstermin (Frühgeburt) und ein niedriges Geburtsgewicht. Fachleute sehen verschiedene Ursachen für Komplikationen dieser Art, etwa molekulare und pathophysiologische Mechanismen der defekten Junktionszone der Gebärmutter, eine gestörte Gebärmutter-Peristaltik und unnatürlich starke Entzündungen.

Dennoch: Frauen mit Endometriose können trotz dieser Diagnose oder vorangegangenen Operationen spontan entbinden. Es ist dabei auch unerheblich, ob Endometriose-Herde entfernt wurden oder tiefe Endometriose weiterhin vorhanden ist. Und: Im Falle einer tiefen Endometriose am Rektum kann sowohl bei vorhandener als auch bei chirurgisch entfernter Endometriose keine Empfehlung für einen bestimmten Geburtsmodus (das heißt Spontangeburt oder Kaiserschnitt) ausgesprochen werden.

Ihre behandelnden Ärztinnen und Ärzte sollten sich also über Endometriose-assoziierte Komplikationen in der Schwangerschaft im Klaren sein, auch wenn diese selten sind.

 KEINE ANGST VOR DER SCHWANGERSCHAFT! Um es noch mal zu betonen: Die beschriebenen Komplikationen sind selten. Die Erkenntnisse beruhen außerdem auf Studien geringer bis mäßiger Qualität. Definitiv rechtfertigen die Beobachtungen nicht, Betroffenen von einer Schwangerschaft abzuraten.

Es ist nicht nötig, Endometriose-Patientinnen während der Schwangerschaft vermehrt zu überwachen. Es kann jedoch durchaus sein, dass betroffene Frauen selbst viele Fragen und Sorgen haben. Diese können dann selbstverständlich mit dem Arzt oder der Ärztin besprochen werden.

Endometriose bei Mädchen und jungen Frauen

Endometriose tritt häufig bereits im jungen Alter in Erscheinung. Welche Behandlung ist dann geeignet?

Wir sind darauf bereits im ersten Kapitel dieses Buches eingegangen: Bis zu zwei Drittel der erwachsenen Frauen mit Endometriose-Diagnose berichten, dass sie schon als Jugendliche unter Schmerzen litten. Gemeinhin wird angenommen, dass sich Endometriose erst einige Zeit nach der ersten Menstruation (Menarche) manifestiert. Allerdings sind Einzelfälle bekannt, in denen eine bestätigte Endometriose schon vor der ersten Menstruation auftrat. Werfen wir einen Blick auf statistische Daten und Studien:

Hormone spielen die erste Geige

8

Im Jahr 2021 waren 630 von 32 304 Personen, die im Krankenhaus wegen einer Endometriose behandelt wurden, jünger als 20 Jahre. Dies entspricht einem Anteil von rund 2 Prozent; der Wert ist in den letzten Jahren in etwa konstant.

In einer Übersichtsarbeit aus dem Jahr 2020 wurden 1 243 Jugendliche untersucht, die Unterbauchbeschwerden hatten. Insgesamt wurde bei 648 von 1 011 (64 Prozent) Jugendlichen, die sich einer Laparoskopie unterzogen, eine Endometriose festgestellt.

 DIE KRANKHEIT WIRD OFT NICHT ERKANNT: Wie viele Mädchen und junge Frauen tatsächlich betroffen sind, ist unklar. Das liegt vor allem daran, dass Jugendliche vorwiegend wegen Regelschmerzen behandelt werden. Eine frühe Diagnose einer Endometriose beziehungsweise Adenomyose ist selten.

Die Beschwerden junger Menschen, die von Endometriose betroffen sind, ähneln denen erwachsener Frauen. Starke Schmerzen während der Periode (Dysmenorrhoe) begleiten aber häufig auch nicht-zyklische Unterbauchschmerzen, bei einigen Jugendlichen überwiegen diese sogar.

Alle Formen von anhaltenden Unterbauchschmerzen, wie Schmerzen bei der Menstruationsblutung, zyklische und nicht-zyklische Unterbauchschmerzen in der Adoleszenz, können Symptome einer Endometriose sein. Und auch wenn Jugendliche schmerzbedingt häufig in der Schule oder am Ausbildungsplatz fehlen, kann das, wie schon in Kapitel 1 ausführlicher beschrieben, ebenfalls auf eine Endometriose hindeuten.

Schmerzmittel sind bei jungen Betroffenen daher das erste Mittel der Wahl. Hierzu erfahren Sie mehr in Kapitel 4 ab Seite 96. Große Studien, die Aussagen darüber zulassen, wie Endometriose-Beschwerden bei Jugendlichen optimal behandelt werden sollten, fehlen bislang. Aus kleineren Studien leiten Fachleute ab, dass Kombinationspräparate aus Östrogen und Gestagen, eine Gestagen-Monotherapie mit Dienogest oder eine Hormonspirale die Beschwerden lindern können.

Allerdings drohen auch hier wieder Nebenwirkungen: Reine Gestagen-Therapien bergen die Gefahr, dass die Knochendichte der behandelten Mädchen und jungen Frauen sinkt. Gerade bei jungen Patientinnen empfehlen Fachleute deshalb die Gabe von Kombinationspräparaten.

Anders als erwachsene Betroffene erhalten heranwachsende sowie junge Frauen deswegen als erste Therapie ein kombiniertes Hormonpräparat aus Östrogen und Gestagen, um starke Menstruationsschmerzen zu behandeln. Dies nehmen sie zyklisch ein, das heißt, dass sie nach einer dreiwöchigen Einnahme eine Woche Pause machen („Pillenpause"). Zeigt sich nach drei Monaten keine Besserung der Beschwerden, erfolgt eine kontinuierliche Einnahme des Hormonpräparates. Die „Pillenpause" entfällt also. Zudem kann eine Gestagenmonotherapie erfolgen.

Bei manchen jungen Betroffenen führen diese Therapieansätze nicht zum Erfolg, das heißt, die Beschwerden bessern sich nicht oder kommen nach kurzzeitiger Besserung wieder. Für diese Patientinnen erwägen Medizinerinnen und Mediziner – nach Ausschluss anderer Ursachen – eine diagnostische und gegebenenfalls operative (therapeutische) Laparoskopie.

Ziel sollte es bei jungen Betroffenen sein, mittels Bildgebung eine Endometriose oder Adenomyose möglichst früh zu erkennen. Optimal wäre das, bevor Umbauprozesse an der Gebärmutter oder Endometriose-Herde im kleinen Becken entstehen. Dann können Ärztinnen und Ärzte zeitnah mit einer passenden Therapie beginnen.

DIE FÜNF SÄULEN
DER BEHANDLUNG

Es gibt nicht das eine Wundermittel
gegen Endometriose. Deshalb ist es wichtig,
dass die verschiedenen Therapiemöglichkeiten
sinnvoll kombiniert werden.

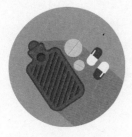

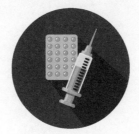

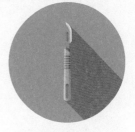

Schmerztherapie: Durch Schmerzmittel und multimodale Therapiekonzepte wird der durch Endometriose verursachte Schmerz behandelt.

Hormontherapie: Gestagene und GnRH-Analoga sollen eine rückläufige Veränderung der Endometriose-Herde bewirken.

Operative Entfernung: Die Bauchspiegelung (Laparoskopie) ist die Grundlage der operativen Therapie mit Entfernung von Endometriose-Herden.

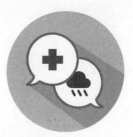

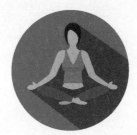

Psychosomatische Grundversorgung: Endometriose kann mit Ängsten, depressiven Verstimmungen oder Schlafstörungen einhergehen und sollte deshalb auch mit psychosomatischen Verfahren behandelt werden.

Integrative Therapiemöglichkeiten: Hier steht das Ziel im Vordergrund, die Symptome zu reduzieren und das physische und psychische Wohlbefinden zu steigern.

LINDERUNG IN SICHT

Oft hilft eine Operation – für viele Betroffene ein großer Schritt. Hinzu kommen Ansätze, die Schmerzen zu lindern. Und noch viel mehr, was dazu beiträgt, dass es Ihnen besser geht.

Wann operative Eingriffe sinnvoll sind

Die Entscheidung für oder gegen
eine Operation kann schwerfallen.
Wer die Hintergründe versteht,
fühlt sich sicherer.

Sie haben sicher schon davon gehört, dass bei einer Endometriose
eine Operation notwendig sein kann – oder, positiver formuliert:
dass eine Operation die vielleicht lang ersehnte Linderung verschaffen kann. Viele Betroffene verbinden daher mit einer Operation große Hoffnungen. Zugleich macht die Aussicht, „unter dem Messer zu
liegen", Angst. Gerade für jüngere Betroffene ist es möglicherweise
der erste operative Eingriff ihres Lebens, was die Angst eventuell zusätzlich verstärkt.

    Daher gleich zur Beruhigung: Das sprichwörtliche „Messer"
spielt bei modernen Operationen oft eine wesentlich kleinere Rolle
als möglicherweise im eigenen Kopfkino! Heutzutage verlaufen operative Eingriffe bei einer Endometriose minimalinvasiv. Das heißt,
Operateurinnen und Operateuren setzen nur kleinste Schnitte, um
Operationsgeräte in den Körper einzuführen. Das belastet Patientinnen weniger, sie erholen sich dadurch auch besser und schneller
von einem Eingriff.

    Ein solcher minimalinvasiver Eingriff ist die Bauchspiegelung,
die Laparoskopie. Wir haben sie bereits in Kapitel 2 vorgestellt, weil
dieser Eingriff unter anderem auch hilfreich sein kann, um eine Endometriose zu diagnostizieren. Für den Eingriff sind Sie entweder
ambulant oder stationär in einer Klinik. Das heißt, Sie gehen am selben Tag wieder nach Hause oder bleiben wenige Tage auch über
Nacht dort. Das hängt davon ab, wie umfangreich die Operation ist
oder wie die Behandlungsstrukturen der Einrichtung sind. Alle Details – wie auch mögliche Risiken – erfahren Sie in einem umfangrei-
chen Aufklärungsgespräch, das vor jedem Eingriff durchgeführt werden muss.

So verläuft eine Laparoskopie

Um die Laparoskopie durchzuführen, wird zunächst über eine nur wenige Millimeter breite Nadel durch die Bauchdecke – meist in der Nähe des Bauchnabels – Kohlenstoffdioxid in den Bauch gepumpt. Das bläht den Bauchraum auf wie einen Ballon und der oder die Operierende hat eine gute Sicht auf die Organe.

Über nur wenige Millimeter große Schnitte in der Bauchdecke werden nun sogenannte Trokare eingeführt, durch die wiederum Operationsgeräte wie das Laparoskop geschoben werden können. (vgl. Was passiert bei der Laparoskopie? Seite 35). Das ist eine Art Kamera mit Lampe an einem langen Stiel.

 TROKARE SIND PLATZHALTER: Vielleicht kennen Sie den Begriff des „Leerrohrs" aus dem Bauwesen? Das sind Rohre, die schon früh beim Hausbau eingebracht werden. Durch sie können später zum Beispiel Kabel geschoben werden. Sie dienen also als Platzhalter. Im Prinzip funktionieren Trokare genauso, vereinfacht gesagt halten sie die „Löcher" in der Bauchdecke offen, damit Operationsgeräte eingeführt werden können.

Bevor Ärztinnen und Ärzte Gewebe entnehmen, verschaffen sie sich einen Überblick: Sie inspizieren die sogenannten Zwerchfellkuppen im Oberbauch, die auch Endometriose-Herde enthalten können. Ebenso beurteilen sie Leber, Gallenblase, Magen, Dickdarm und Blinddarm. Anschließend betrachten sie im Unterbauch Gebärmutter, Eileiter, Eierstöcke und die innere Bauchwand, die den Bauchraum auskleidet, das sogenannte Bauchfell (Peritoneum).

Die Laparoskopie galt lange als Goldstandard in der Diagnostik der Endometriose. Ob sie für die Diagnosesicherung tatsächlich notwendig ist, diskutieren Fachleute aber mittlerweile. Sicherlich gibt es Vorteile einer Laparoskopie, etwa, dass direkt während des Eingriffs Gewebe für eine histologische Untersuchung entnommen werden kann. Pathologinnen und Pathologen können anhand der aufbereiteten Gewebeproben unter dem Mikroskop beurteilen, ob für Endometriose charakteristische Veränderungen vorhanden sind.

Doch gleichzeitig gibt es auch Nachteile. Ist der Befund während der Operation und auch der histologischen Untersuchung unauffällig, heißt das nicht automatisch, dass keine Endometriose besteht. Eventuell sind die Endometriose-Herde einfach (noch) nicht sichtbar oder es liegt eine Adenomyose (siehe Seite 8) vor, bei der veränderte Zellanhäufungen tief im Muskelgewebe der Gebärmutter verborgen sind.

Mehr und mehr setzt sich deshalb die Erkenntnis durch, dass Ultraschall- oder MRT-Untersuchungen sich für die Diagnostik einer Adenomyose ebenso gut eignen wie eine Bauchspiegelung. Mehr zum Thema „Diagnostik" können Sie in Kapitel 2 nachlesen.

Aber: Trotz des Paradigmenwechsels in der Diagnose der Endometriose mit Anamnese und Bildgebung werden diese Methoden die histologische Diagnose, also das, was bei einer Laparoskopie geschieht, vorerst nicht vollständig ersetzen.

Warum wird aber überhaupt versucht, Operationen zu reduzieren? Das liegt an verschiedenen Studien. Diese zeigten, dass Endometriose-Betroffene durch wiederholte Operationen mitunter Einschränkungen und Komplikationen erleiden. Durch eine Operation können zum Beispiel Verwachsungen auftreten. Oder es gibt funktionelle Einschränkungen, wie beim Wasserlassen und Stuhlgang, die sich durch Operationen nicht verbessern. Komplikationen wie Verletzungen von Organen wie den Darm oder Harnleiter sind zwar selten. Treten sie jedoch auf, dann benötigen die Patientinnen eine längere Erholungszeit und eventuell gibt es auch langfristig Probleme beim Stuhlgang oder Wasserlassen oder Verwachsungen verursachen Unterbauchschmerzen.

Das soll Ihnen nun keine Angst machen – die meisten Operationen verlaufen komplikationslos. Dennoch ist klar: Keine Operation ist ohne Risiken. Die Entscheidung für einen operativen Eingriff sollte daher immer gut abgewogen werden. Hinzu kommt: Endometriose ist eine chronische Schmerzerkrankung, die deswegen ein langfristiges Therapiekonzept benötigt, auf das wir später genauer eingehen werden.

Was spricht für eine Operation?

Eine Operation kann dann sinnvoll sein, wenn Unterbauchschmerzen trotz einer eigentlich ausreichend dosierten hormonellen Therapie anhalten und andere Erkrankungen ausgeschlossen wurden. Sie ist ebenso nützlich für diagnostische Zwecke, zum Beispiel für die Beurteilung der Eileiter, der Eierstöcke und des Bauchfells – relevant ist das im Rahmen einer Kinderwunschbehandlung (Seite 75).

Sinnvoll kann eine Operation auch dann sein, wenn auffällige Befunde vorliegen, zum Beispiel Zysten an den Eierstöcken, und andere Erkrankungen wie Krebserkrankungen ausgeschlossen werden sollen.

Gleiches gilt für tiefe Endometriosen, die Organe nachhaltig funktionell schädigen, zum Beispiel Harnleiter- oder Darm-Endometriose. Der Harnleiter gilt als funktionell geschädigt, wenn etwa durch eine Endometriose der Urin nur noch schlecht durch den Harnleiter fließt. Es droht ein Harnstau, der langfristig die Niere schädigt. Im schlimmsten Fall führt das zum Verlust der Niere.

Generell gilt aber: Im Falle einer Operation sollte diese nicht nur diagnostisch, sondern auch therapeutisch sein. Das heißt, dass Mediziner und Medizinerinnen nicht nur „nachsehen, was los ist", sondern im gleichen Schritt bereits Endometriose-Herde entfernen. Dafür schauen sie während der Laparoskopie zunächst, wo sie endometriotische Läsionen, sprich: Gewebeschädigungen finden und wie diese aussehen. Erst dann erfolgt die operative Entfernung. Insbesondere bei organübergreifenden Befunden – etwa, wenn die Funktion mehrerer Organe gestört ist – sollte die Operation interdisziplinär geplant werden. Zum Beispiel kann es nötig sein, Fachleute aus der Abdominalchirurgie, Urologie oder andere Berufsgruppen, wie zum Beispiel aus der Thoraxchirurgie, mit einzubeziehen.

Eine andere Art der minimalinvasiven Operation ist die Roboterchirurgie. Dabei erhält der oder die Operierende die Hilfe eines robotischen Operationssystems. Ein solcher Roboter besteht aus speziellen Instrumenten und einer Konsole, an der die operierende Person sitzt. Sie gewährt eine optimale Sicht auf das Operationsgebiet und erlaubt eine präzise Steuerung der Instrumente.

 ROBOTER KÖNNEN HELFEN: Erste Studien zeigen, dass robotergestützte Operationen bei der Therapie der Endometriose genauso gut sind wie etwa die Laparoskopie. Dabei bieten Roboter-assistierte Methoden Vorteile, die Eingriffe verbessern könnten: Der oder die Operierende ermüdet nicht so schnell und neue Technologien lassen sich einfach integrieren.

Die Entscheidung für die Art des operativen Eingriffs hängt von verschiedenen Faktoren ab, einschließlich der Ausprägung der Erkrankung, der Erfahrung der Operierenden und den individuellen Umständen der Patientin. Der Einsatz der Roboter-assoziierten Operation kann bei komplexen Eingriffen wie bei einer tiefen Endometriose sinnvoll sein. Sie selbst sollen und dürfen als Patientin natürlich mitreden und wissen, wie genau Ihre Operation geplant ist und aus welchen Gründen die Fachpersonen so vorgehen wollen. Eine ausführliche Beratung ist entscheidend, um die beste Behandlungsoption zu bestimmen.

Operation im Bauchfellbereich

Wie groß Endometriose-Herde zum Zeitpunkt der Operation sind und wie sie aussehen, variiert stark. Endometriose-Herde am Bauchfell, also eine sogenannte peritoneale Endometriose, können als erhabene, rötliche Flecken, weißliche oder gelb-braune Veränderungen, durchscheinende Blasen oder rötliche bis rötlich-blaue, unregelmäßig geformte Gewebeschädigungen (Läsionen) auftreten. Das macht eine gründliche Inspektion des Bauchfells nach Endometriose-Herden notwendig.

Dennoch kann es sein, dass zum Beispiel bei Personen, bei denen eine Laparoskopie zwar klassische Endometriose-Herde diagnostiziert hat und diese entfernt wurden, die histologischen Befunde unauffällig (negativ) sind. Sie werden deshalb mitunter trotzdem auf Endometriose behandelt, da Biopsien mit negativem Befund auch auf eine unzureichende Probenentnahme zurückzuführen sein können oder andere Herde nicht gesehen wurden. Eine Erkrankung kann deshalb nicht ausgeschlossen werden.

Wie genau Endometriose-Herde behandelt beziehungsweise entfernt werden, diskutiert die Fachwelt weiterhin. Im Großen und Ganzen gibt es zwei Möglichkeiten: Koagulation – also das Veröden mit Strom – und Exzision. Bei Letzterem werden die Endometriose-Herde herausgeschnitten. Studien beschreiben beide Methoden als gleichwertig. Der Nachteil der Koagulation ist, dass keine histologischen Proben entnommen und später im Labor untersucht werden können. Die Koagulation wird trotzdem durchgeführt, weil sie technisch einfacher und zeitsparender ist.

Klar ist: Oberflächliche Endometriose-Herde am Bauchfell zu entfernen, kann Schmerzen bei der Periode mindern. Chronische Schmerzen im Unterbauch sowie Schmerzen beim Stuhlgang und Geschlechtsverkehr dauerhaft zu reduzieren, kann mit einer solchen Operation meist nicht erreicht werden.

Operation bei tiefen Herden

Klarer ist die Herangehensweise bei tiefgelegenen Endometriose-Herden. Ein Veröden ist meist nicht möglich, weil beim Prozess sonst zu viel umliegendes und unter den Herden liegendes Gewebe verletzt werden könnte. Deshalb ist hier in der Regel die Exzision, also das Herausschneiden das Mittel der Wahl.

Wird eine komplette Resektion angestrebt, sprich: Gewebe wird großflächig oder Organe werden sogar als Ganzes entfernt, dann sollte gesichert sein, dass die Vorteile – Schmerzen nachhaltig reduzieren – die Nachteile überwiegen. Denn bei einer Resektion besteht ebenfalls die Gefahr, umliegendes Gewebe zu verletzen. Beispielsweise kann es zu Einschränkungen in der Sexualität, der Blasen- und Darmfunktion oder zu Sensibilitäts- und Motorikstörungen kommen. Dies liegt daran, dass im kleinen Becken Nervenfasern aus dem Rückenmark verlaufen, die die Beckenbodenfunktion steuern. Auch tiefe Endometriose-Herde an sich können Nervenfasern beeinträchtigen und deren Funktionen einschränken.

In einer wissenschaftlichen Arbeit konnte aber gezeigt werden, dass eine operative Entfernung der Endometriose-Herde die Schmerzen beim Geschlechtsverkehr sowie Probleme mit einer Stuhlinkontinenz reduzieren konnten.

Generell gilt: Wie lange diese Veränderungen andauern und ob sie sich von allein oder nach einer Operation bessern können, ist nicht pauschal zu beantworten. Umso wichtiger ist eine sorgfältige Beratung vor einem Eingriff, in dem alle Risiken den Vorteilen gegenübergestellt werden. Entscheidungen müssen dann individuell und in enger Absprache zwischen Behandelnden und Patientinnen fallen.

Operation bei Zysten

Die operative Therapie von Endometriose-Zysten am Eierstock erfordert spezielle Aufmerksamkeit und Sorgfalt, da jedes operative Verfahren auch gesundes Eierstockgewebe schädigt.

Endometriose-Zysten können auf verschiedene Weisen operiert werden. Der gesamte Zystenbalg, also die gesamte Hülle der Zyste am Eierstock, wird entfernt. Es erfolgt eine Drainage der Zyste. Das heißt, dass die Zyste eingeschnitten oder ein kleines Stück der

Wand entfernt wird, sodass die schokoladenartige Flüssigkeit ablaufen kann. Der Nachteil: Dieser Prozess ist mit einer höheren Rezidivrate verbunden. Die Alternative ist, dass die Zyste verödet wird (Sklerotherapie). Dies ist mit Strom, Medikamenten oder hundertprozentigem Alkohol möglich.

 WAS DIE ENTSCHEIDUNG BEEINFLUSST: Welchen Eingriff Fachleute wie genau durchführen, hängt von verschiedenen Faktoren ab, etwa wie groß die Zyste ist, ob die Patientin Schmerzen hat sowie den individuellen Umständen der Patientin, wie zum Beispiel ein vorhandener Kinderwunsch und eine bereits eingeschränkte Eizellreserve.

Alle bekannten Operationsverfahren, um Endometriome zu behandeln, schränken die Eizellreserve in den Eierstöcken ein. Sind wiederholt Operationen nötig, weil Zysten erneut auftauchen (Rezidive), kann es passieren, dass die Eierstöcke irgendwann keine befruchtungsfähigen Eier mehr freisetzen. Fachleute sprechen von einem vorzeitigen ovariellen Funktionsverlust.

Bei der Entscheidung für oder gegen eine bestimmte Therapiestrategie kann es helfen, zuvor das Anti-Müller-Hormon als Marker der ovariellen Reserve zu bestimmen und im Ultraschall die kleinen unter der Rinde liegenden Eibläschen (antrale Follikel) zu zählen. Eine Anzahl von circa 8 bis 15 deutet auf eine gute Reserve hin.

All dies müssen Ärztinnen und Ärzte mit ihren Patientinnen im Vorfeld einer möglichen Operation ausführlich besprechen und dann gemeinsam entscheiden, wo Vorteile einer Operation möglicherweise die Nachteile überwiegen.

Operation bei einer Adenomyose

Bei der Adenomyose bettet sich Gebärmutterschleimhautgewebe in die Muskelschicht der Gebärmutter (Myometrium) ein und verursacht dadurch Schmerzen und/oder Blutungsstörungen. Fachleute unterscheiden die fokale von der diffusen Adenomyose. Letztere zeichnet sich dadurch aus, dass Zellansammlungen verstreut überall in der Gebärmutterwand liegen, während bei der fokalen Ausprägung abgegrenzte Herde überwiegen. Wie die Adenomyose operativ

OPERATIONSVERFAHREN IM VERGLEICH

	ENTFERNUNG DER ENDOMETRIOSE-HERDE	GEBÄRMUTTER-ENTFERNUNG
WAS PASSIERT BEI DER OPERATION?	Die Endometriose-Herde werden bei einer Bauchspiegelung entfernt. Dazu werden kleine Schnitte in der Bauchdecke gemacht. Die Gebärmutter bleibt erhalten.	Die Gebärmutter wird vollständig entfernt. Die Operation erfolgt in der Regel laparoskopisch und die Gebärmutter wird über die Scheide entfernt.
BESSERN SICH DIE BESCHWERDEN NACH DER OPERATION?	Der Eingriff kann die Beschwerden bei leichter bis mittelschwerer Endometriose reduzieren. Er kann zudem die Chance einer Schwangerschaft erhöhen. Bei etwa 20 Prozent der Frauen bilden sich in den nächsten fünf Jahren neue Herde.	Die Schmerzen nehmen ab oder verschwinden ganz. Es können sich neue Endometriose-Herde an anderen Stellen bilden.
WELCHE NEBEN-WIRKUNGEN KÖNNEN AUFTRETEN?	Bei der Operation können andere Organe verletzt werden oder Komplikationen auftauchen (bei 1 Prozent der Frauen ist das der Fall). Es bestehen zudem allgemeine Operationsrisiken wie Infektionen oder Wundheilungsstörungen.	Organverletzungen oder andere Komplikationen, wie Infektionen, schwere Blutungen (bei etwa 5 Prozent) und Wundheilungsstörungen.
KANN ICH DANACH NOCH KINDER BEKOMMEN?	Ja.	Nein.
FÜR WEN KOMMT DIE OPERATION INFRAGE?	Für alle Frauen mit Endometriose.	Für Frauen, die sich keine Kinder (mehr) wünschen und bei denen Endometriose-Herde in der Gebärmutterwand liegen.

HILFE FÜR IHRE ENTSCHEIDUNG

WELCHE BEHANDLUNG?	WAS SPRICHT FÜR MICH DAFÜR?	WAS SPRICHT FÜR MICH DAGEGEN?
SCHMERZMITTEL		
GESTAGENE		
KOMBINIERTE ORALE KONTRAZEPTIVA		
GNRH-ANALOGA		
ENTFERNUNG DER ENDOMETRIOSEHERDE		
GEBÄRMUTTERENTFERNUNG		
MEINE WEITEREN FRAGEN:		

behandelt wird, hängt von der Schwere der Erkrankung und den Zielen der Patientin ab. Hier sind einige der gängigen operativen Behandlungsansätze:

1 **LOKAL.** Bei einer fokalen Adenomyose reicht es mitunter, nur einzelne adenomyotische Knoten zu entfernen. Das nennt man Exstirpation. Die Gebärmutter bleibt erhalten, weshalb diese Option vor allem für Frauen mit Kinderwunsch relevant ist.

2 **„TOTAL".** Die Gebärmutterentfernung (Hysterektomie) ist die häufigste operative Option zur Behandlung von Adenomyose. Bei einer Hysterektomie wird die gesamte Gebärmutter entfernt – und so auch dauerhaft die Adenomyose mit all ihren Symptomen. Klar ist dann aber auch: Nach diesem Eingriff kann eine Frau nicht mehr schwanger werden.

3 **VORÜBERGEHEND STILLGELEGT.** Bei einer sogenannten endometrialen Ablation wird die Gebärmutterschleimhaut (Endometrium) durch Hitze bis auf die Muskulatur verödet. Dieser Eingriff ist minimalinvasiv. Das Veröden der Gebärmutterschleimhaut kann Menstruationsblutungen und Schmerzen bei einigen Frauen mit Adenomyose reduzieren, ist aber keine dauerhafte und ursächliche Lösung. Denn es wird nur die Gebärmutterschleimhaut und nicht das Gebärmutterschleimhaut-ähnliche Gewebe in der Gebärmuttermuskulatur behandelt.

4 **BLOCKIERT.** Die Uterusarterienembolisation (UAE) ist ebenfalls ein minimalinvasives Verfahren. Gelatine- oder Kunststoffpartikel werden über einen Katheter durch die Arterien in der Leiste in die jeweiligen Gebärmutterarterien geleitet und blockieren dann die Blutgefäße, die die Gebärmutter versorgen. Das verringert die Blutversorgung des Gewebes und kann dazu führen, dass adenomyotische Knoten schrumpfen und Symptome sich bessern.

5 **ERHITZT.** Bei der Radiofrequenzablation wird eine wenige Millimeter breite Ultraschallsonde in die Gebärmutterhöhle über den Gebärmutterkanal eingebracht und Elektroden in die Muskulatur der Gebärmutter eingeführt. Lokal kann so die Adenomyose mittels hochfrequentem elektrischen Strom erhitzt und verödet werden. Berichte deuten darauf hin, dass diese Behandlung Symptome verbessern kann.

Linderung in Sicht

Die Wahl des am besten geeigneten operativen Verfahrens hängt von verschiedenen Faktoren ab, einschließlich des Alters der Patientin, ihrer Familienplanung, der Schwere der Symptome und der Verteilung der adenomyotischen Knoten. Die Entscheidung sollte in enger Absprache mit einem Gynäkologen, einer Gynäkologin oder einer Operateurin, einem Operateur getroffen werden, die die individuelle Situation der Patientin berücksichtigen.

Wird ein erneuter Eingriff nötig?

Wer sich für eine Operation entscheidet, hat die Hoffnung, dass danach „alles gut" oder zumindest spürbar besser ist – und auch bleibt. Das ist auch tatsächlich möglich. Dennoch sollten Sie sich darüber im Klaren sein, dass in einzelnen Fällen nach einiger Zeit eine erneute Operation anstehen könnte.

 WIE WAHRSCHEINLICH IST DAS? Eine Übersichtsarbeit aus dem Jahr 2023 zeigt, dass bei bis zu 28 Prozent der Patientinnen innerhalb von zehn Jahren nach einer vollständigen Entfernung der Endometriose ein erneuter operativer Eingriff erforderlich sein kann. Am häufigsten wurde dann aufgrund einer Adenomyose die Gebärmutter entfernt. Die Studie stützt sich auf die Ergebnisse eines einzigen Operateurs, was die Verallgemeinerbarkeit der Ergebnisse einschränkt.

Für die meisten Patientinnen bedeuten die Operationen eine erste Schmerzlinderung. In einer Übersichtsstudie aus dem Jahr 2014 berichteten Patientinnen, die sich einer operativen Laparoskopie unterzogen, nach zwölf Monaten dreimal häufiger, dass sich ihre Schmerzen besserten, als Kontrollpersonen, die sich nur einer diagnostischen Laparoskopie unterzogen hatten.

Bei allen Operationen sollte über eine hormonelle Rezidivprophylaxe nachgedacht werden. Studien deuten darauf hin, dass die Durchführung einer Hormontherapie nach einer Operation das Risiko senkt, dass sich neue Endometriose-Herde bilden. Es gibt aber keinen Beleg dafür, dass die Anwendung einer Hormontherapie vor einer Operation einen Nutzen hat. Lesen Sie mehr zur Hormontherapie in Kapitel 3.

Stark gegen Schmerzen

Schmerzen empfindet
jeder Mensch anders.
Ebenso individuell
sollte die Behandlung sein.

Sie haben schon darüber gelesen, das Schmerz eines der Hauptsymptome einer Endometriose ist. Und wahrscheinlich wussten Sie das ohnehin längst, etwa weil Sie jeden Monat selbst von starken Schmerzen gequält werden. Das muss sich ändern! Zur richtigen Behandlung einer Endometriose gehört es deshalb immer auch, die Schmerzen zu lindern. Das kann durch eine Behandlung wie eine Operation gelingen, aber ebenso ist es wichtig, sich direkt den Schmerzen zu widmen und diesen mit den passenden Mitteln zu begegnen.

Wie genau diese Behandlung aussehen sollte, hängt von vielen Faktoren ab. Das Thema Schmerz ist generell sehr komplex. Wie schwierig es allein schon ist, objektiv über die Stärke von Schmerzen zu sprechen, konnten Sie bereits im ersten Kapitel nachlesen . Schmerz ist eben nicht gleich Schmerz. Neben körperlichen (physiologischen beziehungsweise biologischen) können auch psychische, emotionale und soziale Einflüsse das Schmerzgeschehen reduzieren oder verstärken. Man spricht deshalb auch vom „bio-psycho-sozialen Schmerz". Umso wichtiger ist es, Schmerz immer interdisziplinär zu betrachten.

Wie entsteht Schmerz überhaupt? Werfen wir einen Blick in die komplexe Welt der Biochemie und Stoffwechselwege, die jeder Mensch in sich trägt.

Damit ein Mensch Schmerz wahrnimmt, müssen gewisse Bedingungen erfüllt sein. Zunächst gibt es ein biochemisches Signal – ausgelöst zum Beispiel durch eine lokale Entzündung. Gereizte und verletzte Gewebe geben sogenannte Botenstoffe ab, die signalisieren: Hier stimmt etwas nicht. Das sind bei organisch bedingten chronischen Schmerzen oft Prostaglandine, Interleukine und Histamine. Solche biochemischen Signale werden in ein neuronales Signal umgesetzt. Dafür binden die ausgeschütteten Botenstoffe an die Rezeptoren auf den Nervenzellen, die die Information „Schmerz" weiterleiten (periphere Sensitivierung). Einzelne Nervenzellen wiederum informieren das zentrale Nervensystem, das die Schmerzinformation dem Gehirn überbringt.

Endometriose-bedingte Schmerzen sind häufig krampfartig und strahlen vom Unterbauch in den Rücken und die Beine aus. Weil Endometriose-Herde im Becken verteilt vorliegen können, leiden Betroffene an verschiedenen Schmerzarten, den somatischen und den viszeralen Schmerzen.

Somatische Schmerzen sind solche, die eher von Beckenwand, Muskeln und Gelenken ausgehen. Betroffene können meist gut bestimmen, wo die Schmerzen auftreten, und beschreiben sie eher als scharf und spitz. Ihnen gegenüber stehen die viszeralen Schmerzen, die von den Organen ausgehen. Betroffene beschreiben sie als dumpf und krampfartig. Sie zu lokalisieren ist nicht einfach, weil die Schmerzen diffus aufzutreten scheinen und zudem in die Umgebung ausstrahlen.

Viszerale Schmerzen gehen oft einher mit Begleitsymptomen wie Übelkeit und Erbrechen oder zyklischen Durchfällen.

Die beiden Schmerzarten voneinander abzugrenzen, fällt Betroffenen insbesondere nach längerer Zeit schwer, wenn die Schmerzen chronifizieren.

Wie kommt es zu chronischen Schmerzen?

Von chronischen Schmerzen spricht man, wenn der Schmerz länger als sechs Monate anhält. In diesem Fall können Botenstoffe nicht mehr zuverlässig freigesetzt werden oder die Schmerzschwelle im Gehirn wird herabgesetzt. Fachleute sprechen dann von einer Störung der Schmerzwahrnehmung, einem Prozess, der besonders bei der Chronifizierung von Schmerzen geschieht.

Durch wiederholte Schmerzreize oder andauernde Entzündungsprozesse kann die Schmerzverarbeitung im Gehirn gestört werden (zentrale Sensitivierung), was dazu führt, dass Schmerzen als übermäßig intensiv und unangenehm empfunden werden. Menschen mit zentraler Sensitivierung können auch ein erhöhtes Empfinden ge-

WIE GEHT ES IHNEN?

Jeder Schmerz ist anders.
Um ihn bestmöglich behandeln zu können,
kann es helfen, ein Schmerztagebuch zu führen.

TRAGEN SIE NACHFOLGEND EIN, WIE STARK IHRE SCHMERZEN* SIND:

	MO	DI	MI	DO	FR	SA	SO
Wochenstart (Datum): _____							
Allgemeine Beschwerden, Kopfschmerzen:	☐	☐	☐	☐	☐	☐	☐
Unterbauchschmerzen, Blasenbeschwerden:	☐	☐	☐	☐	☐	☐	☐
Magen-Darm-Trakt:	☐	☐	☐	☐	☐	☐	☐
Rücken, Beine:	☐	☐	☐	☐	☐	☐	☐
VAGINALE BLUTUNG Bitte ankreuzen:	☐	☐	☐	☐	☐	☐	☐

*Schmerzskala von 1 bis 10

1	2	3	4	5	6	7	8	9	10

0 bis 2: Keine bis geringe Beschwerden, leichte Einschränkungen, keine Medikamente erforderlich.
3 bis 5: Mittlere bis stärkere Schmerzen, störend, aber zum Teil ignorierbar, milde Schmerzmittel sind nötig.
6 bis 8: Starke Schmerzen, die nicht ignoriert werden können, Arbeiten ist nicht mehr möglich, starke bis stärkste Schmerzmittel sind nötig.
9 bis 10: Sehr starke Schmerzen, Unfähigkeit zu schlafen, stärkste Schmerzmittel sind notwendig.

genüber Berührungen und anderen Reizen haben, die normalerweise nicht schmerzhaft wären.

Einige Faktoren erhöhen das Risiko für chronische Schmerzen. Dazu zählen: eine erbliche Veranlagung; eine vorausgegangene akute Schmerztherapie, die nicht ausreichend geholfen hat; psychische Erkrankungen wie eine Depression oder eine posttraumatische Belastungsstörung; nachteilige soziale Umstände; höheres Alter; Langzeitgebrauch von Schmerzmitteln, vor allem von Opioiden (starken Schmerzmitteln); Missbrauch von Alkohol und Drogen.

Chronische Schmerzen belasten die Betroffenen massiv. Sie wirken in alle Lebensbereiche hinein und beeinträchtigen die Lebensqualität stark. Menschen mit chronischen Schmerzen entwickeln deshalb häufig Ängste, depressive Verstimmungen oder Schlafstörungen.

Aus einer depressiven Verstimmung kann sich eine Depression entwickeln, die sich häufig über eine gedrückte, depressive Stimmung sowie Interessen- oder Freudlosigkeit äußert. Mögliche weitere Symptome einer Depression sind: Antriebsmangel, verminderte Konzentration und Aufmerksamkeit, Erschöpfung und Schlafstörungen, Gefühle von Schuld und Wertlosigkeit sowie ein vermindertes Selbstwertgefühl, mehr oder weniger Appetit, psychomotorische Unruhe oder Verlangsamung, Hoffnungslosigkeit in Bezug auf die Zukunft, bis hin zu Suizidgedanken und -handlungen.

 DEPRESSIONSSYMPTOME ERNST NEHMEN: Ganz unabhängig von der Ausprägung Ihrer Endometriose gilt, dass Sie sich bei Anzeichen einer Depression ärztliche Hilfe holen sollten. Auch wenn es scheinbar einen konkreten Grund für das Stimmungstief gibt – die Schmerzen –, ist eine Depression dennoch eine eigenständige Erkrankung, die erkannt und behandelt werden sollte.

Was bedeuten diese vielleicht etwas bedrückenden Fakten nun für Sie? Ganz klar: Es gibt weitere gute Gründe dafür, warum „Schmerzen einfach aushalten" keine gute Strategie ist. Das ist auch sicher nicht das, was wir mit „stark gegen Schmerzen" meinen! Wichtig bei der Behandlung Endometriose-Betroffener ist vielmehr, akute Schmerzen von Anfang an wirksam und über verschiedene Wege zu behandeln, besonders nach Operationen. So lässt sich vermeiden, dass sich der Körper quasi an den Zustand „Schmerz" gewöhnt und Schmerzen chronisch werden.

Welche Medikamente helfen?

Wie lassen sich nun aber die Schmerzen von Endometriose-Patientinnen am besten lindern? Das Mittel der Wahl, um Schmerzen im Beckenbereich zu behandeln, sind Nichtsteroidale Antirheumatika (NSAR). Dazu zählen etwa Ibuprofen, Naproxen und Diclofenac. Diese Medikamente sind bereits aus der Behandlung von Regelschmerzen bekannt. Ihnen wird außerdem eine anti-entzündliche Wirkung zugeschrieben.

Allerdings fehlen gute Daten zur Wirksamkeit von NSAR bei der Behandlung von Endometriose-Schmerzen. Ganz im Gegenteil: Untersuchungen zeigen keinen Vorteil von NSAR verglichen mit anderen Wirkstoffen oder sogar Placebos.

Dass diese Wirkstoffgruppe dennoch häufig eingenommen wird, liegt an ihrer leichten Verfügbarkeit – ein paar „Ibus" haben die meisten ohnehin immer in der Hausapotheke –, den geringen Kosten, einem akzeptablen Nebenwirkungsprofil und den Studiendaten, die bei normalen Regelschmerzen tatsächlich durchweg eine Wirksamkeit belegen.

Die häufigste Nebenwirkung von NSAR sind Magenprobleme, vor allem, wenn die Wirkstoffe hoch dosiert und über einen langen Zeitraum eingenommen werden. Sie reichen von leichten Bauchschmerzen und Magenverstimmungen bis hin zu ernsthaften Komplikationen wie Schleimhautentzündungen, Geschwüren oder Blutungen im Magen-Darm-Trakt.

Das Risiko für die eben beschriebenen Komplikationen lässt sich durch zusätzliche Medikamente, die den Magen schützen, deutlich senken. Hierzu werden in der Regel Protonenpumpenhemmer wie Omeprazol oder Pantoprazol eingesetzt. Eine kurzfristige Einnahme rezeptfreier Schmerzmittel führt aber nur sehr selten zu ernsten Nebenwirkungen.

NSAR können mit anderen Nichtopioden Analgetika wie Metamizol oder Paracetamol kombiniert werden. Diese wirken am Entstehungsort der Schmerzen. Bei krampfenden Schmerzen können zusätzlich krampflösende Medikamente (Spasmolytika) wie Buscopan oder Methocarbamol helfen.

Lassen sich die Schmerzen nach wie vor nicht ausreichend stillen, können Opioid-Analgetika hinzugenommen werden. Diese wirken am zentralen Nervensystem (Gehirn und Rückenmark) und stören die Weiterleitung von Schmerzsignalen zu den Hirnarealen, die Schmerz wahrnehmen.

(!) **OPIOIDE KÖNNEN ABHÄNGIG MACHEN:** Besonders bei zentral – das heißt im gesamten Gehirn und Nervensystem – wirksamen Schmerzmitteln droht bei nicht sachgemäßem Gebrauch eine körperliche Abhängigkeit. Nehmen Sie diese Mittel also niemals auf eigene Faust ein, lassen Sie sich unbedingt umfassend von Ihrem Arzt oder Ihrer Ärztin beraten.

Wichtig ist, sich darüber im Klaren zu sein, dass der Einsatz von Opioiden wegen der Suchtgefahr immer eine heikle Angelegenheit ist. Um das Risiko, abhängig zu werden, möglichst niedrig zu halten, empfehlen sich sogenannte Retard-Formen. Retardierte Arzneimittel setzen ihren Wirkstoff nur langsam frei. In jedem Fall sollte eine solche Behandlung von ärztlicher Seite aus gut begleitet werden.

Um (legal) an Opioide zu kommen, müssen Sie ohnehin zum Arzt, denn diese Mittel sind nicht frei verkäuflich. Bleiben Sie aber auch weiterhin vorsichtig und seien Sie im Gespräch mit Ihrer Ärztin, Ihrem Arzt so ehrlich wie möglich.

Für alle Schmerzmittel gilt: In der Regel kombinieren Behandelnde Analgetika mit einer Hormontherapie. Frauen mit Kinderwunsch verzichten häufig auf eine hormonelle Therapie, sie können NSAR, Paracetamol und Metamizol nutzen. Lediglich auf eine Untergruppe der NSAR, die sogenannten COX-2-Hemmer wie Celecoxib und Etoricoxib, sollten sie verzichten. Denn Studien deuten darauf hin, dass diese Medikamente den Eisprung verhindern oder verzögern können.

In der Schwangerschaft selbst muss eine ärztliche Beratung stattfinden, welche Medikamente angewendet werden können, die Mutter und Kind nicht schaden.

Stark gegen Schmerzen

Besonderheiten bei Endometriose-Schmerz

Schmerzen im Zusammenhang mit Endometriose können auch durch Entzündungen verursacht werden. Diese reizen die Nerven und senden so Schmerzsignale an das Gehirn. Man spricht dann auch von neuropathischen Schmerzen. Außerdem können Endometriose-Herde zum Beispiel auf Nerven drücken und sie reizen. Zudem ist bekannt, dass sich in Endometriose-Herden sogar neue Nerven bilden.

Um diese Nervenschmerzen zu behandeln beziehungsweise eine Schmerztherapie zu unterstützen, setzen Ärztinnen und Ärzte sogenannte Co-Analgetika wie Antidepressiva (zum Beispiel Amitriptylin) und Antiepileptika (zum Beispiel Pregabalin, Gabapentin) ein – auch wenn keine Depression oder Epilepsie vorliegt. Diese Arzneimittel verändern, wie eine Person Schmerz wahrnimmt, und werden häufig gemeinsam mit einem Schmerzmittel verabreicht.

Ob und welche Co-Analgetika verordnet werden, orientiert sich besonders an der angegebenen Schmerzqualität. Und: Bei diesen Arzneimitteln ist Ausdauer gefragt. Die Medikamente beeinflussen zwar das Schmerzempfinden, eine Schmerzlinderung tritt unter Umständen aber erst nach einigen Wochen ein. Ob ein solcher Therapieansatz funktioniert, zeigt sich deshalb erst, wenn die Patientin Co-Analgetika in ausreichend hoher Dosierung und über einen angemessenen Zeitraum eingenommen hat.

Medizinisches Cannabis

Viele Patientinnen bitten um Ratschläge zu medizinischem Cannabis. Seit 2017 dürfen Ärztinnen und Ärzte Menschen mit schwerwiegenden Erkrankungen und bei fehlenden Therapiealternativen Cannabis (Cannabinoide) verordnen.

Als Cannabis-Arzneimittel gelten insbesondere getrocknete Blüten oder Extrakte der Cannabispflanze in standardisierter Qualität sowie Arzneimittel mit den Wirkstoffen Dronabinol oder Nabilon. Die Wirkung von medizinischem Cannabis geht vor allem auf die Inhaltsstoffe Tetrahydrocannabinol (THC) und Cannabidiol (CBD) zurück. THC wirkt berauschend und entspannend, es kann zudem Brechreiz dämpfen. CBD hingegen wirkt angstlösend und entzündungshemmend.

(!) **NICHT AUF EIGENE FAUST! Von einer Eigentherapie mit Cannabisblüten raten Fachleute ausdrücklich ab, da die Gehalte an Wirkstoffen stark schwanken können. Eine genaue Dosierung ist deshalb nicht möglich und es drohen unerwünschte, gesundheitsschädliche Nebenwirkungen.**

Linderung in Sicht

Bevor eine Patientin oder ein Patient erstmals medizinisches Cannabis verschrieben bekommen kann, muss er oder sie die Genehmigung der Krankenkasse einholen. Der Antrag muss begründet sein und nachvollziehbar machen, dass alle Voraussetzungen erfüllt sind. Dann jedoch darf die Krankenkasse den Antrag nur in begründeten Ausnahmefällen ablehnen.

Der Anspruch auf Versorgung mit Cannabis gilt, wenn (1) eine allgemein anerkannte, dem medizinischen Standard entsprechende Leistung nicht zur Verfügung steht beziehungsweise nicht angewendet werden kann, da – im Einzelfall und nach begründeter Einschätzung des Arztes oder der Ärztin – zu erwartende Nebenwirkungen oder der Krankheitszustand der Patientin eine Behandlung nicht zulässt, oder (2) eine wahrscheinliche Aussicht auf eine spürbare positive Einwirkung auf den Krankheitsverlauf oder auf schwerwiegende Symptome besteht.

Die Daten zur Wirksamkeit von medizinischem Cannabis sind begrenzt und basieren häufig auf Studien, die zu einer verzerrten Darstellung führen können. Gründe dafür sind: (1) Die Studien wurden zum größten Teil retrospektiv durchgeführt, basieren also auf Befragungen aus dem Gedächtnis. (2) Mehrere, unterschiedliche Wirkstoffkomponenten gleichzeitig wurden untersucht, sodass nicht eindeutig ist, welche ursächlich für eine möglicherweise beobachtete Wirkung ist. (3) Die Studiendurchführenden nutzten unterschiedliche Verabreichungsmethoden und -dosen. Das erschwert die Vergleichbarkeit der Daten und damit ihre Aussagekraft. (4) Die Studien basieren auf geringen Stichprobengrößen, es nahmen also nur wenige Probandinnen und Probanden teil. (5) Häufig fehlen geeignete Kontrollen, etwa eine Gruppe, die statt des Wirkstoffs ein Placebo erhielt.

Bei der Behandlung von Beckenschmerzen zum Beispiel bestätigen die verfügbaren Daten weder die Wirksamkeit noch die Sicherheit von Cannabinoiden, Cannabis oder Endocannabinoid-modulierenden Substanzen.

Eine langfristige Therapie ist deshalb nur sinnvoll, wenn die Behandlung anhaltend positiv wirkt. Zu Erfolg und Sicherheit einer Langzeitbehandlung fehlen allerdings ausreichende Daten und Erfahrungsberichte.

Mit Schmerzmitteln am Steuer?

Für viele Betroffene hat eine Frage im Zusammenhang mit der Schmerztherapie im Alltag eine große Relevanz: Darf ich eigentlich noch Auto fahren, wenn ich solche Medikamente nehme?

Opioide, Co-Analgetika wie Antidepressiva und Antiepileptika sowie Cannabis wirken auf das zentrale Nervensystem. Unter Umständen schränkt das Ihre Fahrtüchtigkeit ein. Das heißt aber nicht unbedingt, dass Sie keinesfalls Auto fahren dürfen. Laut Paragraf 24a des Straßenverkehrsgesetzes dürfen Sie dennoch fahren, wenn die Medikamente zur Behandlung einer Krankheit notwendig und ärztlich verordnet sind. Vorausgesetzt, Sie nehmen die Medikamente zuverlässig ein und es geht Ihnen gut genug, um ein Fahrzeug zu führen.

Umgekehrt gilt: Sie sind nicht automatisch fahrtauglich, wenn Sie Ihre Schmerzmedikamente plötzlich absetzen oder grundsätzlich auf sie verzichten. Denn auch starke Schmerzen können Ihre Fahrtauglichkeit beeinträchtigen.

Eine klare Vorgabe gibt es hierzu also nicht. Letztlich bleibt nur ein Appell an Ihr Verantwortungsbewusstsein als Verkehrsteilnehmerin, sich der möglichen Einflüsse der Medikamente bewusst zu sein und immer ehrlich zu hinterfragen, ob Sie sich gerade fit genug fürs Fahren fühlen.

Schmerzen bei einer Operation

Bei und nach einer operativen Therapie sind Schmerzmittel unverzichtbar. Ärzte und Ärztinnen nutzen dafür die zuvor beschriebenen Medikamente. Im Rahmen der Operation erfolgt die Gabe allerdings selten oral, also über den Mund, sondern zum Beispiel über die Vene. Hierfür gibt es zahlreiche Möglichkeiten:

BASISBEHANDLUNG. In der Regel wird eine Kombination aus verschiedenen Schmerzmitteln entweder in Tablettenform, als Tropfen oder über die Vene eingesetzt. Patientinnen sollten die Medikamente regelmäßig und nach einem genauen Zeitplan einnehmen beziehungsweise erhalten.

Linderung in Sicht

2 **SCHMERZMEDIKAMENTE ÜBER EINE MEDIKAMENTEN-PUMPE.** Während und nach einer Operation erhalten Patientinnen Schmerzmedikamente häufig über einen venösen Zugang. Ist dieser mit einer Medikamentenpumpe verbunden, können Patientinnen das Schmerzmittel über den Druckknopf je nach Bedarf selbst dosieren. Das Gerät verhindert automatisch eine Überdosierung. Dieses Verfahren wird „patientenkontrollierte Schmerztherapie" (PCA) genannt.

3 **REGIONALE SCHMERZTHERAPIE MITTELS SCHMERZKATHETER.** Bei diesem Therapieansatz handelt es sich um das sogenannte rückenmarksnahe Katheterverfahren, es wird zum Beispiel bei großen Bauch-OPs oder unter der Geburt eingesetzt. Der sogenannte Peridualkatheter (PDK) wird in der Nähe des Rückenmarks platziert. Über ihn gelangt das Schmerzmittel direkt an die Nervenfasern, sodass die Schmerzweiterleitung unterbrochen ist.

Auch über die Schmerzbehandlung bei einer Operation sollten Sie in den Vorgesprächen selbstverständlich umfassend aufgeklärt werden. Scheuen Sie sich nicht, nachzufragen, wenn Sie etwas nicht verstehen oder bestimmte Sorgen oder Bedenken haben.

Nicht-medikamentöse Schmerztherapie

Viele Menschen wünschen sich, Schmerzen möglichst „sanft" zu behandeln, was meist bedeutet: ohne Medikamente. Zugleich ist es eine Tatsache, dass die Schmerzen von Endometriose-Betroffenen oft sehr stark bis unerträglich sind. Medikamente sind dann in vielen Fällen nahezu ein Muss, und etwaige Risiken lassen sich bei korrekter Anwendung minimieren. Darüber hinaus gibt es aber auch nichtmedikamentöse Schmerztherapien, die ebenfalls infrage kommen und Betroffenen bekannt sein sollten.

Sehr hilfreich kann beispielsweise eine verhaltenstherapeutische Beratung sein: Sie bietet Betroffenen die Möglichkeit, darüber zu sprechen, wie sie ihre Schmerzen erleben und was diese für sie im Alltag bedeuten. Eine therapeutische Fachperson hilft dann dabei,

REGELN FÜR SCHMERZMITTEL

Wenn Sie Schmerzmittel
einnehmen, gibt es einige Regeln,
die Sie beachten sollten.

○ Nutzen Sie rezeptfreie Schmerzmittel maximal drei bis vier Tage in Folge und nicht häufiger als zehn Tage im Monat. Besprechen Sie diese Einnahme auch immer mit Ihrem Arzt oder Ihrer Ärztin. Diese beraten Sie auch zu den möglichen Nebenwirkungen und Wechselwirkungen mit anderen Medikamenten.

○ Besonders schnell wirken Schmerzmittel, wenn Sie sie auf nüchternen Magen einnehmen. Das verträgt aber nicht jeder. Wenn Sie einen empfindlichen Magen haben, empfiehlt sich eine Einnahme der Medikamente mit oder nach einer Mahlzeit. Wichtig: Die Schmerzmittel wirken dadurch zwar etwas verzögert, aber genauso gut!

○ Nehmen Sie Arzneimittel am besten mit etwas Wasser ein, möglich sind auch Früchte- oder Kräutertee. Nehmen Sie die Tabletten im Sitzen ein, so können Sie diese besser schlucken.

○ Meiden Sie unbedingt Alkohol in Kombination mit Medikamenten, da es zu erheblichen Wechselwirkungen kommen kann.

○ Bei wiederkehrenden Schmerzen empfiehlt sich das Führen eines Schmerztagebuchs (siehe auch Seite 98). Dieses gibt Betroffenen einen guten Überblick und dient zum Beispiel auch der Erfolgskontrolle bei einer neu begonnenen Therapie.

○ Sie haben den Eindruck, dass Ihr Schmerzmittel nicht (mehr) richtig wirkt? Dosieren Sie bitte nicht eigenmächtig höher, sondern besprechen Sie sich immer mit Ihrer Ärztin oder Ihrem Arzt.

○ Wenn Sie weitere Medikamente einnehmen, fragen Sie Ihre Ärztin oder Ihren Arzt, bevor Sie zu Schmerzmitteln greifen. Wirkstoffe können wechselwirken, sich also zum Beispiel gegenseitig verstärken, abschwächen oder in der Kombination zu unerwünschten Nebenwirkungen führen.

○ Wussten Sie's? Wenn Sie sich nach der Einnahme einer Schmerztablette auf die rechte Körperseite legen, wirkt das Medikament bis zu zehnmal schneller, als wenn Sie auf der linken Seite liegen!

einen besseren Umgang mit den Schmerzen zu finden und einen guten Schlaf zu fördern.

Auch körperliche Aktivität und Bewegungsübungen unter physiotherapeutischer Anleitung helfen, die Körperfunktionen zu verbessern und Schmerzen zu reduzieren.

 HILFE VON SPEZIALISTEN: Es gibt explizit geschulte Physiotherapeuten und -therapeutinnen, die vaginal untersuchen und sogenannte Schmerz- oder Triggerpunkte gezielt behandeln können. Eine Übersicht finden Sie zum Beispiel bei der Arbeitsgemeinschaft Gynäkologie, Geburtshilfe, Urologie, Proktologie des Deutschen Verbands für Physiotherapie (www.ag-ggup.de).

Auch eine Ernährungsberatung kann Betroffenen helfen. Weitere Informationen zur Ernährung bei Endometriose finden Sie im Kapitel „Ernährung, die beruhigt" ab Seite 107.

Es gibt aber auch noch andere Ansätze, die zwar gar nicht so „sanft" daherkommen, aber durchaus eine wirksame Option sein können. Dazu zählt die periphere Nervenstimulation. Dabei wird durch sanfte elektrische Impulse die Schmerzwahrnehmung vermindert. Für eine dauerhafte Stimulation ist ein kleiner Eingriff nötig.

Die Anwendung einer transkutanen elektrischen Nervenstimulation (TENS) kann das Schmerzniveau bei Patientinnen mit chronischen Unterbauchschmerzen, die Schmerzen bei der Periode haben, leicht verbessern. In Studien war der Hochfrequenzmodus mit der maximal tolerierten Intensität wirksamer als ein Niederfrequenzmodus. Wenn Sie sich für derartige Verfahren interessieren, sollten Sie Ihre Behandelnden darauf ansprechen.

Hallo Schmerz, du schon wieder

Sie haben nun viel über verschiedene Medikamente und andere Ansätze gelesen, die Schmerzen lindern können. Welcher Weg ist nun aber der richtige für Sie? Generell empfiehlt sich für Endometriose-Betroffene eine sogenannte multimodale Schmerztherapie. Diese behandelt Schmerzen auf mehreren Ebenen, indem sie verschiedene Therapiemethoden kombiniert. Dieser Ansatz ist besonders nützlich bei chronischen Schmerzen, wenn also Schmerzen über einen län-

Stark gegen Schmerzen

geren Zeitraum bestehen und verschiedene Ursachen haben können. Die Hauptziele einer multimodalen Schmerztherapie (siehe Seite 107) sind, die Schmerzen zu lindern, die Lebensqualität zu verbessern und der Patientin zu ermöglichen, wieder am Alltag teilzuneh-
men und ihrem Beruf nachzugehen.

Der Schlüssel zur multimodalen Schmerztherapie liegt darin, die
verschiedenen Elemente individuell auf die Bedürfnisse der Patientin
abzustimmen. Ganzheitliche Ansätze können dazu beitragen,
Schmerzen besser zu kontrollieren und die Lebensqualität zu steigern. Das gilt insbesondere bei chronischen Schmerzen, bei denen
eine einzelne Therapiemethode oft nicht ausreicht.

Weiterführende Informationen zu chronischen Schmerzen finden
Sie auf den Webseiten der Deutschen Gesellschaft für psychologi-
sche Schmerztherapie und -forschung e. V. und der Deutschen
Schmerzgesellschaft e. V.

Unterstützung für die Seele

Endometriose ist eine
körperliche Krankheit,
doch die Psyche leidet mit.
Auch hier gibt es Hilfe.

Eine chronische Schmerzerkrankung wie Endometriose ist in vielen
Fällen eine Belastung für die Psyche. Das gilt sowohl für Betroffene,
die wegen wiederkehrender Schmerzen Ängste oder sogar Depressionen entwickeln, als auch für betroffene Frauen mit unerfülltem
Kinderwunsch.

Klar ist: Leiden Endometriose-Betroffene unter ihrer Erkrankung,
sollten sie sich möglichst schnell professionelle Hilfe holen, um den
Teufelskreis aus Angst und depressiven Verstimmungen zu durchbrechen. Dass das nicht so selbstverständlich ist, wie es klingt, haben Sie bereits im ersten Kapitel erfahren. Viele Frauen scheuen lan-

ge den Weg zum Arzt oder zur Ärztin, etwa aus Scham oder auch deshalb, weil Schmerzen als Schwäche gelten, die man sich nicht eingestehen möchte. Dabei ist es eher ein Zeichen von Stärke, aktiv, unterstützt durch die Möglichkeiten der Medizin, gegen den Schmerz anzugehen.

Für „seelische Schmerzen" – etwa Selbstzweifel, Ängste oder auch Konflikte in der Partnerschaft – gilt im Grunde genau das Gleiche. Allerdings ist hier die Hürde, sich helfen zu lassen, bei vielen Menschen leider noch viel höher. Hinzu kommt in diesem Fall, dass bei einer körperlichen Erkrankung, die starke Schmerzen verursacht, die „seelische Not" von vielen quasi als eine Art normaler Nebeneffekt betrachtet wird. Wer Schmerzen hat, dem geht es nun mal schlecht – dagegen kann man nichts machen. Zum Glück stimmt das so aber nicht: Auch wenn die Schmerzen echt sind und eine körperliche Ursache haben, kann es die Lebensqualität Betroffener deutlich verbessern, wenn auch die Seele gezielt Unterstützung erhält, etwa in Form einer Psychotherapie.

Das lässt sich auch objektiv nachweisen: Studien zeigen, dass Frauen mit Endometriose im Rahmen einer Psychotherapie lernen können, mit ihren Schmerzen besser umzugehen und das Schmerzempfinden zu verringern. Vielversprechend sind zudem Verhaltenstherapien in Einzel- oder Gruppensitzungen, in denen Achtsamkeit und Problemlösungsstrategien rund um die Endometriose vermittelt werden.

Psychotherapeuten und -therapeutinnen können Betroffene unter www.psychotherapiesuche.de/ finden (siehe auch Seite 167, Adressen). Eine Vorauswahl etwa nach Spezialisierung beziehungsweise zu behandelnder Störung – zum Beispiel sexuelle Funktionsstörungen – erleichtert die Orientierung. Natürlich empfehlen wir eine Richtlinientherapie durch approbierte ärztliche oder psychotherapeutische Behandlerinnen und Behandler.

 DIE CHEMIE MUSS STIMMEN: Bei allen psychotherapeutischen Behandlungen ist das Vertrauensverhältnis zur Therapeutin oder zum Therapeuten essenziell für den Erfolg. Praxen bieten deshalb häufig Kennenlerngespräche an, die Sie als Endometriose-Betroffene unbedingt nutzen sollten, um zu prüfen, ob Sie sich bei dieser Fachperson gut aufgehoben fühlen.

Belastet die Erkrankung das sexuelle Verhältnis zum Partner oder zur Partnerin, kann dem Paar eine Sexualtherapie helfen. Geeignete Fachpersonen finden Sie zum Beispiel hier: www.therapie.de/psy chotherapie/-schwerpunkt-sexualtherapie/.

Ziel einer solchen Therapie ist es, die körperliche und emotionale Intimität zu verbessern, etwa mithilfe von Entspannungs- und Kommunikationstechniken. Außerdem können Paare mit einer Sexualtherapeutin oder einem Sexualtherapeuten besprechen, ob bestimmte Sexualpraktiken besser mit dem chronischen Schmerz oder dem Schmerz beim penetrativen Geschlechtsverkehr vereinbar sind.

Zudem kann es bereits hilfreich für beide sein, unter Anleitung ganz offen über ihre Sorgen und Ängste rund um die Sexualität zu sprechen.

Wenn der Kinderwunsch nicht in Erfüllung geht

Besonders belastend ist es für betroffene Frauen und Paare, wenn sie lange vergeblich auf eine Schwangerschaft warten. Wie Sie schon in Kapitel 3 erfahren haben, ist die Situation generell nicht hoffnungslos: Auch Endometriose-Patientinnen können Kinder bekommen, „geringere Chancen" sind etwas anderes als „keine Chance". Zudem kann die Medizin helfen.

Zur Wahrheit gehört aber auch: Es gibt Frauen, die kein Kind bekommen werden, obwohl sie sich das wünschen. Manche erhalten darüber irgendwann Gewissheit, bei anderen entscheidet letztlich die Zeit – oder die Frau selbst, wenn sie die Entscheidung trifft, die Versuche abzubrechen. In jedem Fall ist damit oft ein schmerzlicher Trauerprozess verbunden. Einige Paare entscheiden sich vielleicht, einen ganz anderen Weg zum Kind einzuschlagen, etwa durch Adoption, andere kommen irgendwann an den Punkt, auch die Vorteile eines Lebens ohne Kind sehen zu können.

So individuell diese Situationen sind, oft hilft es Betroffenen in diesem Fall, sich therapeutisch begleiten zu lassen, entweder in einer Einzel- oder in einer Paartherapie. Aber auch der Austausch mit anderen Menschen, die in einer ähnlichen Situation sind, kann entlastend wirken, etwa im Rahmen einer Selbsthilfegruppe.

Warum eine Reha guttun kann

Haben Sie schon mal über eine Reha nachgedacht? Vielen Betroffenen hilft eine Reha, besser mit der Erkrankung zu leben.

Nicht nur das Privatleben muss bei Endometriose-Patientinnen oft zurückstecken, auch Schule, Ausbildung und Beruf leiden unter der Erkrankung. Es kann sein, dass sich die Belastungen häufen – etwa wenn es beruflich und privat durch die Erkrankungen zu Schwierigkeiten und Konflikten kommt. Gerade dann, wenn Sie das Gefühl haben, dass Ihnen „alles zu viel" wird, kann eine medizinische Rehabilitation ein guter Weg sein. So erhalten Sie eine Auszeit, drücken praktisch auf die Pausetaste, und arbeiten zugleich aktiv daran, dass es Ihnen besser geht.

Reha ist die häufig im allgemeinen Sprachgebrauch genutzte Abkürzung für den Begriff „Rehabilitation" und beschreibt eine medizinische Rehabilitationsmaßnahme. Das wiederum bedeutet nichts anderes, als dass über gezielte Behandlungen, Therapien und Übungen im optimalen Fall der ursprüngliche Gesundheitszustand wiederhergestellt werden soll.

Besonders bei chronischen Erkrankungen bietet eine stationäre Reha aber eher Anleitungen, wie Betroffene gut mit ihrer Krankheit leben und Beschwerden gezielt lindern können. Die Reha ist aber auch dazu da, die Arbeitsfähigkeit (zumindest in Teilen) wiederherzustellen.

Kann man das nicht auch zu Hause oder bei ambulanten Angeboten lernen? Sicherlich. Aber eine stationäre Reha in einem spezialisierten Zentrum hat zahlreiche Vorteile:

RUNDUM VERSORGT. Betroffene profitieren davon, dass Expertinnen und Experten verschiedenster Fachrichtungen gebündelt an einem Ort praktizieren. So können Therapien und Behandlungen auch kurzfristig und unkompliziert an die Bedürfnisse der Patientin angepasst werden.

2 FRISCHER BLICK. Manchmal kann es zur Therapie chronischer Schmerzen hilfreich sein, eingetretene Pfade zu verlassen, sprich: alte Gewohnheiten abzulegen. Das geht leichter, wenn Betroffene ihre gewohnte soziale Umgebung für einige Wochen verlassen.

3 HEUTE MAL NUR ICH. In einer Reha müssen Sie sich nicht um Haushalt und Arbeit kümmern, es geht einmal nur um Sie. Dieser „Ausbruch aus dem Alltag" erleichtert Betroffenen mitunter, sich auf sich selbst zu konzentrieren und für sich selbst festzustellen: Das tut mir gut.

4 GANZ KONKRET. Damit Sie neu Erlerntes nach der Reha auch im Alltag gut anwenden können, erhalten Sie praxisnahe Informationen, zum Beispiel umfangreiche Rezeptsammlungen für eine Endometriose-freundliche Ernährung, konkrete Entspannungsübungen und auf Sie persönlich zugeschnittene Trainingspläne.

Zurück ins Leben

In der Reha selbst greifen zahlreiche Behandlungsmethoden eng ineinander, um optimal auf die Bedürfnisse der Patientinnen eingehen zu können. Dazu gehören beispielsweise Physio- und Bewegungstherapie und Massagen, eventuell eine Ernährungsberatung sowie Gesprächsgruppen, Verhaltens- und Psychotherapie. Ärztinnen und Ärzte erstellen gemeinsam mit Patientinnen einen individuellen Therapieplan.

Es gibt Rehakliniken, die auf die Behandlung von Patientinnen mit Endometriose spezialisiert sind und dies in einem Zertifizierungsprozess nachgewiesen haben. Zertifizierte Rehakliniken sind hier zu finden: www.euroendocert.de/de/zertifizierte-zentren/. Auch hier können Sie nachsehen: www.endometriose-vereinigung.de/zertifizierte-reha-einrichtungen/?type=reha-einrichtung.

Wer einen Anspruch auf eine medizinische Rehabilitation hat, wird individuell entschieden. Wichtig ist eine Reha beispielsweise für Betroffene, die sich von einer Operation erholen müssen. Weitere medizinische Gründe sind beispielsweise: chronische Schmerzen; chronisch wiederkehrende Endometriose mit langjährigem, schwerem Verlauf; ein unerfüllter Kinderwunsch im Zusammenhang mit einer Endometriose; chronische Erschöpfung, Depressionen und Angstzustände.

 DIE REHA BEANTRAGEN: Beantragen können Betroffene die Reha entweder über den Sozialdienst direkt im Krankenhaus, in dem sie zum Beispiel operiert wurden, oder gemeinsam mit dem niedergelassenen Arzt, der niedergelassenen Ärztin.

Ziel einer Rehabilitation ist es, Betroffene körperlich und seelisch zu stabilisieren. Außerdem geht es darum, krankheits- beziehungsweise therapiebedingte Funktionsstörungen zu verbessern oder zu beseitigen, das Verständnis der Patientin rund um ihre Erkrankung zu erweitern und der Patientin zu ermöglichen, ihre Lebensqualität zu verbessern und eventuell verlorene Lebensfreude wiederzuerlangen.

Betroffene Patientinnen schätzen außerdem den Austausch untereinander. Gerade junge Patientinnen wünschen sich zudem eine berufliche und soziale Reintegration. Dementsprechend haben Sozial- und Arbeitsplatzberatungen einen großen Stellenwert in der Reha. Dort lernen Betroffene, welche sozialrechtlichen Fragen sie betreffen, ob und wie sie einen Schwerbehindertenausweis beantragen können oder wie sie, falls erforderlich, stufenweise wieder ins Berufsleben eingegliedert werden können. Eine Arbeitsplatzberatung umfasst zum Beispiel, wie die berufliche Tätigkeit an die Bedürfnisse der Patientin angepasst werden kann oder welche Empfehlungen es zur ergonomischen Arbeitsplatzeinrichtung gibt.

Klingt das für Sie interessant? Dann ist es auf jeden Fall empfehlenswert, das Thema bei Ihren Behandelnden anzusprechen. Eine Reha kann für Sie zu einem wichtigen Schritt werden, bei dem Sie lernen, besser mit Ihrer Erkrankung zu leben.

Reha oder AHB?

Eventuell stolpern Sie auch über den Begriff „Anschlussbehandlung" oder Ihnen wird eine solche empfohlen. Was ist damit gemeint? Wo liegt der Unterschied zur oben beschriebenen Reha?

Eine Anschlussheilbehandlung (kurz: AHB) erfolgt direkt im Anschluss – beziehungsweise spätestens nach zwei Wochen – an eine

ANSCHLUSSBEHANDLUNG

Reha und Anschlussbehandlung
haben unterschiedliche Antragsabläufe.
Was Sie dazu wissen müssen:

	ANSCHLUSS-HEILBEHANDLUNG	REHA-MASSNAHME
WER SCHREIBT DEN ANTRAG?	Der Sozialdienst des behandelnden Krankenhauses. Wichtig: Das muss während des stationären Aufenthalts geschehen.	Gemeinsam mit Ihrem Gynäkologen oder Ihrer Gynäkologin. Ein Antrag ist jederzeit möglich.
WANN BEGINNT DIE MASSNAHME?	Direkt bzw. idealerweise spätestens innerhalb von 14 Tagen nach der Entlassung aus dem Krankenhaus.	Nach Bewilligung des Antrags.
WER ENTSCHEIDET ÜBER DEN ANTRAG?	Für Versicherte der Rentenversicherung Bund entscheidet die Reha-Klinik. In allen anderen Fällen macht das die Krankenversicherung.	Es entscheidet ein Sachbearbeiter oder eine Sachbearbeiterin Ihrer Krankenversicherung.
WIE HOCH IST DIE ERFOLGSQUOTE DES ANTRAGS?	Etwa 95 % werden bewilligt.	Etwa 60 % werden bewilligt. Für die Reha ist weniger die Diagnose Endometriose entscheidend, sondern die täglichen Funktionsstörungen und die Beeinträchtigung der Erwerbsfähigkeit. Außerdem darf die Therapie ambulant nicht oder nur unzureichend möglich sein.
WAS KOSTET DAS?	Bei Rentenversicherung: Zuzahlung von 10 € / Tag für max. 14 Tage pro Jahr. Zahlt die Krankenversicherung: Zuzahlung von 10 € / Tag für max. 28 Tage pro Jahr (beides inkl. Krankenhausaufenthalt).	Zuzahlung von 10 € / Tag für max. 28 Tage pro Jahr (inkl. Krankenhausaufenthalt).

Operation oder einen Klinikaufenthalt. Darüber hinaus gibt es, was den Ablauf angeht, keine wesentlichen Unterschiede – die Vorteile einer Reha, über die Sie eben gelesen haben, bietet Ihnen eine Anschlussbehandlung also gleichermaßen. Zu bedenken ist aber, dass manche Angebote, zum Beispiel Wärmeanwendungen oder Baden, direkt nach einer Operation aufgrund der Wundheilung nur eingeschränkt angewandt werden können.

Die Anschlussbehandlung ist also einfach nur eine spezielle Form der Rehabilitation. Eine medizinische Rehabilitationsmaßnahme kann auch stattfinden, wenn der oder die Betroffene nicht direkt zuvor in einer Klinik war. Wirklich relevant ist der Unterschied vor allem, wenn es um den Antrag geht. Werfen Sie dazu einen Blick auf Seite 114.

Generell gilt: Kliniken und niedergelassene Ärztinnen und Ärzte sollen Frauen mit Endometriose auf Angebote der Rentenversicherungsträger zur Reha-Nachsorge hinweisen. Aber natürlich kann es auch nicht schaden, wenn Sie selbst danach fragen! Für die Maßnahmen eignen sich zertifizierte Rehabilitationseinrichtungen besonders gut. Weitere Informationen zu den Einrichtungen lesen Sie im Kapitel „Let's talk about" ab Seite 142.

Für eine AHB gilt wie für eine Reha: Beide Maßnahmen sollen die Patientin möglichst schnell wieder „auf die Beine" bringen, damit sie bald wieder am Alltags- und Berufsleben teilnehmen kann.

Warum eine Reha guttun kann

WAS SIE SELBST TUN KÖNNEN

Endometriose ist eine chronische Erkrankung, sie ist also nicht heilbar. Das anzuerkennen, ist nicht einfach. Doch zugleich gibt es viele Wege, wie Sie selbst aktiv etwas für sich tun können.

Die Medizin selbstbestimmt ergänzen

Sie können Ihre Therapie
durch komplementäre
Behandlungsmethoden erweitern.
Was könnte helfen?

Wir stellen Ihnen nun sogenannte komplementäre Heilmethoden vor. Von den medizinischen Methoden unterscheiden sich diese darin, dass für sie eindeutige Wirknachweise fehlen. Solche Nachweise müssen Arzneimittel wie auch Therapien in genau definierten klinischen Studien erbringen, damit sie als wirksam in die Leitlinien eingehen und nachfolgend etwa von den Krankenkassen erstattet werden.

Für Menstruationsschmerzen (Dysmenorrhoe) existieren einige kleinere, randomisierte Studien, die unter anderem verschiedene pflanzliche Extrakte daraufhin testeten, ob diese effektiv Schmerzen reduzieren. Allerdings geht es in diesen Studien nicht explizit um Endometriose-Betroffene. Zudem lag die Schmerzreduktion häufig im Bereich der Placebo-, Vergleichs- oder Kontrollgruppe, selten war die Verumgruppe (also die mit der Substanz, die Schmerzen lindern soll) überlegen. Weitere Einschränkung: Die Anzahl der eingeschlossenen Patientinnen beziehungsweise Studienteilnehmerinnen war in der Regel eher niedrig.

Damit Forschende eine sichere Aussage treffen können, ob ein Wirkstoff oder eine Therapie funktioniert, bedarf es umfangreicher und gut kontrollierter Studien. Die aber fehlen bislang für komplementäre Behandlungsansätze rund um Endometriose.

Das heißt nicht, dass diese Methoden nicht trotzdem helfen könnten – man weiß es aber schlicht und einfach nicht sicher. Dem steht der Vorteil gegenüber, dass die meisten dieser Methoden wahrscheinlich kaum oder gar nicht schaden können, wenn man sie korrekt und wirklich ergänzend zu einer evidenzbasierten Therapie anwendet. Hier gilt also: Sie können es gern „einfach mal versuchen". Das Schöne ist auch, dass Sie diese Versuche ganz selbstbestimmt steuern können – diesen Teil Ihrer Therapie haben Sie selbst in der Hand. Vielen Betroffenen gibt allein das schon ein gutes Gefühl.

Aus diesem Grund geben wir Ihnen die nach folgenden Empfehlungen, obwohl die Wirksamkeitsnachweise dafür fehlen. Die beschriebenen Methoden dienen als unterstützende Maßnahmen, um Ihre Beschwerden zu lindern. Denn sie sind wohltuend und können so Körper und Geist entspannen.

 KEIN ERSATZ FÜR DIE MEDIZIN: „Komplementär" heißt ergänzend – diese Methoden können die medizinische Behandlung also nicht ersetzen. Wie eingangs erwähnt, gibt es leider auch Ärztinnen und Ärzte, die die Beschwerden Betroffener nicht ernst nehmen. Auch wenn komplementäre Behandlungen Ihnen vielleicht kurzfristig guttun, Endometriose sollte umfassend medizinisch behandelt werden.

Wichtig: Wenn Sie sich für eine der Methoden entschieden haben, sollten Sie diese auch regelmäßig anwenden, um einen Effekt zu erzielen.

Bewegung tut gut!

Dass Bewegung generell guttut und die Gesundheit fördert, wissen Sie sicher bereits. Als zusätzliche Motivation, um öfter den inneren Schweinehund zu überwinden, kann folgende Beobachtung dienen: Regelmäßige Bewegung, am besten leichter Ausdauersport, kann krampfbedingten Schmerz lindern. Sport und mehr Bewegung im Alltag können daher viel dazu beitragen, Ihre Lebensqualität zu verbessern.

Wie können Sie diese Erkenntnisse nun in die Praxis umsetzen? Das ist denkbar einfach. Prinzipiell können Sie alle Sportarten ausüben, die Ihnen Freude machen: Spazierengehen, Joggen, Schwimmen und Fahrradfahren eignen sich ebenso wie Tanzen und Yoga. Und wenn Sie den nächsten Ironman – oder besser: Ironwoman – absolvieren möchten, dann machen Sie auch das. Hauptsache, Sie sind mit Herzblut und Zufriedenheit dabei.

Als Faustregel gilt, dass es optimal ist, wenn Sie sich zwei- bis dreimal pro Woche für mindestens 30 Minuten bewegen. Das fällt Ihnen in einigen Wochen sicherlich leichter als in anderen. Der Grund dafür ist, dass die Hormone in Ihrem Körper zyklusabhängig Ihre Leistungsfähigkeit beeinflussen.

Kurz vor, während und direkt nach der Menstruation signalisiert Ihr Hormonstatus: Bitte alles langsam angehen. Sie fühlen sich vielleicht schlapper und antriebslos. Sich dann für die tägliche oder wöchentliche Joggingrunde aufzuraffen, fällt schwer. Vor allem, wenn Schmerzen jede Bewegung zur Qual werden lassen. Vielleicht tut's in diesem Fall auch einmal ein ruhiger Spaziergang oder eine gemütliche Runde mit dem Rad.

Ganz anders vor und während des Eisprungs: Östrogen und das luteinisierende Hormon LH sind auf ihrem Höchststand, Sie strotzen nur so vor Energie. Wenn Sie mögen, nutzen Sie diesen Schwung und hängen an Ihre selbst gesetzte Pflichtrunde auch noch eine Kür.

Was generell für alle Menschen mit guten Vorsätzen in Sachen Sport gilt, ist daher für Endometriose-Betroffene umso wichtiger: Halten Sie nicht krampfhaft an Vorgaben wie „dreimal pro Woche 30 Minuten" fest. Klar, Regelmäßigkeit und feste Gewohnheiten sind hilfreich, doch machen Sie sich keine Vorwürfe, wenn es mal nicht klappt. Geben Sie dann nicht ganz auf, sondern behalten Sie die Motivation bei: Wenn es diese Woche nicht klappt, denn eben nächste Woche.

(!) **NICHT ÜBERTREIBEN! Sollten Sie bislang wenig oder gar nicht regelmäßig Sport getrieben haben, besprechen Sie mit Ihrer Haus- oder Frauenärztin oder Ihrem -arzt, wie Sie langsam und gut ins Training kommen, ohne sich direkt zu übernehmen.**

Unterstützen können auch physio- und manualtherapeutische Behandlungen, um die Beweglichkeit zu fördern. Denn: Auch wenn Sport und Bewegung wichtig für einen gesunden Körper sind – die Freude soll nicht direkt nach dem ersten Dauerlauf auf der Strecke bleiben.

Sie sehen, Sie haben hier viele Möglichkeiten, den einfachen, aber guten Rat – „Bewegen Sie sich mehr!" – umzusetzen. Für eine Extraportion Motivation beantworten wir abschließend noch einmal die Frage, warum Bewegung bei Endometriose hilft:

Die Medizin selbstbestimmt ergänzen

Leichte körperliche Anstrengung sorgt dafür, dass der Körper verschiedenste Botenstoffe ausschüttet, unter anderem die berühmten „Glückshormone", die Stress reduzieren und die Stimmung heben. Andere Botenstoffe wirken entzündungshemmend, entkrampfend oder schmerzlindernd, was Ihnen ebenfalls zugute kommt. Kurzum: Bewegung macht einfach gute Laune!

Unterstützung aus der Natur – Pflanzenaufgüsse

Heißgetränke können wohltuend und entspannend wirken, vielleicht auch, weil wir einfach mal zur Ruhe kommen und uns für eine schöne Tasse Tee am Nachmittag Zeit nehmen.

Catechine aus Grüntee gelten wegen ihrer natürlichen Antioxidantien als entzündungshemmend und werden deshalb auch bei Endometriose empfohlen. Allerdings fehlen bislang aussagekräftige Studien, die diesen Nutzen belegen.

Die Natur hält aber auch einige Kräuter bereit, die – korrekt eingesetzt – therapeutisch wirksam sein können (mehr dazu auf Seite 121 und 122). Für Endometriose-Patientinnen empfiehlt sich eine ganz bestimmte Teezubereitung aus Blättern und Blüten.

 TEE FÜR ENDOMETRIOSE: Mischen Sie 20 Gramm Gänsefingerkraut, 10 Gramm Schafgarbenkraut, 10 Gramm Melissenblätter, 10 Gramm Frauenmantelkraut und 10 Gramm Kamillenblüten. Übergießen Sie zwei Esslöffel dieser Mischung mit einem halben Liter kochendem Wasser, lassen Sie die Zubereitung 10 Minuten ziehen. Trinken Sie den Aufguss über den Tag verteilt in der Zeit Ihrer Periodenblutung. Tipp: Beginnen Sie am besten bereits einige Tage vor dem Einsetzen der Menstruation.

Gleich werden wir noch genauer darauf eingehen, warum Wärme bei Schmerzen helfen kann (Seite 123). Vielleicht tut es Ihnen gut, wenn Sie Ihre Tasse mit anderen wärmenden Maßnahmen verbinden, sich etwa mit einer Wärmflasche in eine gemütliche Ecke zurückziehen. Was anderen Frauen an schweren Tagen hilft, können Sie übrigens in Kapitel 6 nachlesen.

HILFREICHE KRÄUTER

Einige Kräuter können eventuell
Beschwerden lindern.
Welche sind das und wie wirken sie?

 Gänsefingerkraut (Argentina anserina) gehört zu den Rosengewächsen und ist eine kriechende Pflanze mit dottergelben Blüten. Therapeutisch wirksame Inhaltsstoffe sind vor allem Gerb- und Bitterstoffe. Gänsefingerkraut soll entzündungshemmend und krampflösend wirken.

 Gemeine Schafgarbe (Achillea millefolium) trägt kleine weiße Blüten auf einem hohen Stängel, die Blätter sind krautig-weich. Die Pflanze ist reich an ätherischen Ölen und zahlreichen weiteren Inhaltsstoffen. Schafgarbe soll – unter anderen – Krämpfe lösen.

 Reibt man die Blätter der **Melisse** (Melissa officinalis) zwischen den Fingern, verströmen sie einen intensiven Zitronengeruch. Als Teeaufguss gelten Melissenblätter als beruhigend und krampflösend.

 Frauenmantel (Alchemilla) ist bekannt für seine Blätter, von denen Wassertropfen abprallen wie von einem Lotusblatt. Die gelben Blüten dagegen sind eher unscheinbar. Traditionell wird Frauenmanteltee bei Unterleibsbeschwerden und Menstruationsschmerzen eingesetzt.

 Echte Kamille (Matricaria chamomilla) kennen viele Menschen als aromatisch duftende Pflanze am Ackerrand. Die Blüten sind reich an ätherischen Ölen und sollen Entzündungen hemmen, Krämpfe lösen und Blähungen lindern.

Tipp: Lagern Sie die fertige Mischung dunkel und trocken.

Mönchspfeffer

Die Heilpflanze Mönchspfeffer (Vitex agnus-castus) wird häufig im Zusammenhang mit Menstruationsbeschwerden, einem unregelmäßigen Zyklus und Beschwerden des Prämenstruellen Syndroms eingesetzt. Die Früchte enthalten Substanzen wie Flavonoide und ätherische Öle. Fachleute vermuten, dass Mönchspfeffer die Hypophyse und damit den Hormonhaushalt beeinflusst. Konkret: Mönchspfeffer hemmt die Ausschüttung des Hormons Prolaktin.

Erhältlich ist Mönchspfeffer zum Beispiel in Form von Tabletten, Kapseln oder Tropfen. Diese Darreichungsformen enthalten in der Regel definierte Mengen und Zusammensetzungen der Inhaltsstoffe, etwas, was bei unverarbeiteten Früchten wegen natürlicher Schwankungen nicht der Fall ist. Für einen Nutzen bei Endometriose fehlen bislang wissenschaftliche Studien. Nebenwirkungen hat Mönchspfeffer nur wenige. Gelegentlich können allergische Reaktionen wie Gesichtsschwellungen oder Magen-Darm-Beschwerden, Kopfschmerzen oder Juckreiz auftreten.

(!) **VORSICHT BEI ÜBEREMPFINDLICHKEITEN: Auch wenn pflanzliche Mittel gemeinhin als „sanft" und harmlos gelten, sollten Frauen, die generell zu Allergien neigen, damit vorsichtig umgehen. Nehmen Sie dann nicht verschiedene Kräuter auf einmal und beobachten Sie genau, was Sie vertragen.**

Möglicherweise wechselwirken Präparate mit Mönchspfeffer mit anderen Medikamenten. Befragen Sie hierzu unbedingt Ihren behandelnden Arzt oder Ihre behandelnde Ärztin. Auch das Apothekenpersonal kann hier weiterhelfen. Wichtig: Nehmen Sie keine Mönchspfeffer-Präparate, wenn Sie schwanger sind oder stillen.

Aromatische Öle

Aromatische Öle können ebenfalls guttun. Viele Menschen empfinden Behandlungen mit Aromaölen als wohltuend und entspannend. Testen Sie es ruhig einmal. Geeignet sind zum Beispiel Melissen- oder Lavendelöl.

Was Sie selbst tun können

Wenn es Ihnen guttut, genießen Sie auch einfach mal eine Aroma-
massage – bei gut ausgebildeten Masseuren oder Masseurinnen
oder der Physiotherapiepraxis Ihres Vertrauens.

Wärme lindert Schmerzen

Wohlige Wärme tut gut, besonders, wenn Krämpfe den Körper
heimsuchen. Unter einem warmen Körnerkissen oder der guten al-
ten Wärmflasche entspannt sich das verkrampfte Muskelgewebe,
der Schmerz lässt etwas nach.

Der Grund: Wärme weitet Blutgefäße, das Blut fließt langsamer.
Zellen werden so besser mit Sauerstoff versorgt, Schadstoffe effi-
zienter abtransportiert – die Muskeln entspannen sich. Und: Tempe-
raturen über 40 Grad aktivieren Hitzerezeptoren in der Haut, die wiederum Schmerzrezeptoren blockieren und so kurzfristig Schmerz lindern können.

Die Wärmflasche ist sicherlich der Klassiker unter den „Wam-
penwärmern". Mit heißem Wasser gefüllt, heizt das flexible PVC-
oder Gummiteil rund eine Stunde. Angenehmer ist es übrigens, die
„nackte" Flasche in eine Hülle aus Baumwolle, Wolle oder dem flau-
schigen Lieblingsstoff zu verpacken. Das hat nicht nur den Vorteil,
dass Sie den Überzug zwischendurch wechseln und waschen können. Ein farbenfroher, kuscheliger, vielleicht sogar kreativer Bezug in
Tierform macht auch einfach gute Laune.

 **SALZ INS WASSER: Angeblich sorgt Salz im Wasser
dafür, dass die Wärmflasche länger warm bleibt. Denn
Salzwasser speichert Wärme besser als salzarmes
Wasser. Probieren Sie es mal aus – fügen Sie dem
Wasser Ihrer Wärmflasche einige Teelöffel Salz hinzu,
mischen Sie alles gut und dann ab aufs Sofa.**

Aber Vorsicht: Befüllen Sie Ihre Wärmflasche nicht mit kochendem
oder sehr heißem Wasser, es drohen sonst ernsthafte Verbrühun-
gen. Die Temperatur des Wassers sollte maximal 60 Grad Celsius
betragen, ideal sind knapp 50 Grad Celsius.

Ob Kirschkerne, Dinkel oder Traubenkerne – ein Kissen mit Kör-
nern ist schnell in der Mikrowelle erwärmt und sorgt auf dem Bauch
dann bis zu 30 Minuten lang für angenehme Entspannung. Und

selbstverständlich gibt es mittlerweile auch Körnerkissen in unzähligen Formen und Farben, mit oder ohne abnehmbarem Bezug, in groß, klein oder mittel. Suchen Sie sich Ihren „treuen Begleiter" in Ruhe aus.

Feuchtwarme Wickel

Feuchtwarme Unterleibswickel mit zum Beispiel Kamillenblüten oder Schafgarbenkraut können Menstruationsschmerzen lindern und Krämpfe lösen.

Legen Sie sich dazu drei Tücher bereit: zwei große Leinen- oder Baumwolltücher und ein dickeres Frottee-Handtuch. Tauchen Sie eines der Leinentücher kurz in einen heißen Sud mit Kamillenblüten oder Schafgarbenkraut und wringen es dann vorsichtig aus (ist das Tuch zu heiß, schlagen Sie es in ein weiteres Handtuch ein und wringen es so aus). Platzieren Sie das warme Tuch nun auf dem nackten Unterleib, und zwar so, dass der gesamte schmerzende Bereich gut bedeckt ist. Falten Sie das Tuch ein, wenn es zu groß ist. Achten Sie nur darauf, dass es glatt auf der Haut aufliegt.

Auf dieses sogenannte Innentuch folgt nun das zweite Leinentuch, das Mitteltuch, das den Rand des Innentuchs überlappt. Zuletzt werden beide Leinentücher mit dem dicken Frottee-Handtuch abgedeckt.

Wenn Sie liegen, stecken Sie die Enden des Tuchs unter Ihren Körper, um das Handtuch stramm zu halten. Lassen Sie den Wickel so lange einwirken, wie Sie ihn als angenehm empfinden. Meist bleiben die Tücher eine halbe bis eine Stunde auf der Haut und sorgen dort für wohltuende Entspannung

Heublumensack

Eine weitere Möglichkeit ist ein Heublumensack. Heublumen werden zahlreiche Eigenschaften zugesprochen: krampflösend, entspannend, beruhigend, durchblutungsfördernd, stoffwechselanregend, schmerzlindernd. Am einfachsten ist es sicherlich, wenn Sie sich einen fertigen Heublumensack im Drogeriemarkt oder der Apotheke kaufen. Wärmen Sie den Sack der Produktbeschreibung entsprechend auf und legen ihn dann vorsichtig auf Ihren schmerzenden Unterleib. Vorsicht! Je nach Aufwärmmethode kann der Sack sehr heiß sein, es besteht Verbrennungsgefahr.

Warm unterwegs

Wenn Sie auf Reisen oder im Büro sind, können eventuell Wärmeauflagen, auch bekannt als Wärmepflaster, Wärmflasche oder Wärmekissen für kurze Zeit ersetzen. Das Prinzip dahinter: Durch eine chemische Reaktion wird die Auflage auf rund 40 Grad Celsius „hochgeheizt".

Wärmeauflagen halten diese Temperatur bis zu zwölf Stunden. Achten Sie aber unbedingt auf die Angaben der Hersteller. Einige empfehlen, die Auflagen nicht länger als vier Tage am Stück anzuwenden.

Osteopathie und Akupunktur

Vielleicht überlegen Sie auch, es einmal mit Osteopathie oder Akupunktur zu probieren. Möglicherweise haben Sie darüber auch schon Vielversprechendes gehört. Dazu vorab: Aus Sicht der evidenzbasierten Medizin lautet die Einschätzung leider, dass Sie sich nicht allzu große Hoffnungen machen sollten. Werfen wir dazu einen Blick auf die Studienlage:

Bei Frauen mit Endometriose und Kinderwunsch gibt es keine klaren Belege dafür, dass komplementäre Therapieansätze Schmerzen lindern oder die Fruchtbarkeit steigern. Einzelne Studien berichten, dass Akupunktur möglicherweise schmerzbedingte Symptome lindern kann. Aber um sichere Aussagen treffen zu können, müssten größere und vor allem Placebo-kontrollierte Studien durchgeführt werden.

Allerdings weiß man auch, dass Patientinnen von der Zeit und Zuwendung profitieren, die Therapeutinnen und Therapeuten während einer Behandlung aufwenden. Diese Beobachtung ist auch bekannt als Placebo-Effekt, der bei vielen komplementären Konzepten zum Tragen kommt und durchaus einen Beitrag zu einer heilsamen Behandlung leisten kann.

Zum Beispiel beschreiben Personen eine Behandlung beim Osteopathen als wohltuend. Sie entspannen sich, können sich fallen lassen und fühlen sich mit ihren Sorgen und Bedenken angenommen. Auf diese Weise können komplementäre Techniken wie Akupunktur und Osteopathie das Wohlbefinden steigern und somit einen positiven Effekt sowohl auf Lebensqualität als auch Schmerzen haben.

 BITTE NUR PROFIS! Für Akupunktur- und Osteopathie-Anwendungen gilt: Suchen Sie nach einem Behandelnden, der eine medizinische oder physiotherapeutische Ausbildung hat. Nur dann sind Sie wirklich in guten Händen und können sich darauf verlassen, dass die Anwendung professionell durchgeführt wird.

In der Regel gelten Akupunktur- und Osteopathie-Behandlungen als Selbstzahler-Leistung, also sogenannte individuelle Gesundheitsleistung (IGeL). Im Rahmen einer Schmerztherapie übernehmen einige gesetzliche Krankenkassen Akupunktur-Sitzungen, sofern der Arzt oder die Ärztin eine qualitativ hochwertige Akupunkturausbildung nachweisen kann. Klären Sie am besten im Vorfeld mit den Behandelnden und Ihrer Krankenkasse, welche Kosten übernommen werden und welche Sie selbst tragen müssen.

Dass Sie wahrscheinlich selbst Geld für die Behandlung (zu)zahlen müssen, ist ein weiterer Grund, hier sorgfältig auszuwählen. Das Prinzip „Hilft vielleicht und kann nicht schaden" greift nur bedingt, wenn man am Ende das Gefühl hat, Geld verschwendet zu haben. Die Behandelnden sollten eine professionelle Ausbildung haben, aber es gibt noch viele weitere Faktoren – Freundlichkeit, Empathie, angenehme Atmosphäre –, die sich nur schwer vorab prüfen lassen. Bewertungen im Internet können eventuell Orientierung geben, noch besser sind Empfehlungen aus dem Freundeskreis.

Bei Endometriose kommt hinzu, dass es für Betroffene sicher wünschenswert ist, dass auch Akupunkteure und Osteopathinnen ein gewisses Verständnis für die Erkrankung aufbringen, diese ernst nehmen und wissen, was betroffene Frauen durchmachen müssen. Wenn die Erkrankung zum Beispiel auf der Homepage der Behandelnden thematisiert wird, ist das schon mal ein guter Hinweis. Wirklich Gold wert sind Empfehlungen von anderen Betroffenen, die Sie zum Beispiel in einer Selbsthilfegruppe bekommen können (mehr dazu Seite 164 und 168).

Ernährung, die beruhigt

Welche Rolle spielt
die Ernährung bei Endometriose?
Tatsächlich gibt es Empfehlungen,
die helfen können.

Grundsätzlich ist ein gesunder Mensch, der sich ausgewogen ernährt, ausreichend mit allen Nährstoffen versorgt, die er benötigt. Endometriose kann aber aufgrund von Belastung und Stress eine „körperliche Ausnahmesituation" für Betroffene darstellen, in der bestimmte Nahrungsmittel und Ergänzungen unterstützend wirken können.

Fachverbände sowie Ärzte und Ärztinnen empfehlen dann zum Beispiel eine Ernährung, die entzündungshemmend wirkt. Dies gilt für chronisch-entzündliche Erkrankungen wie Arthrose und Rheuma ebenso wie eben für Endometriose.

Eine wichtige Rolle für die Gesundheit des gesamten Körpers spielen Mikroben, die in unserem Darm leben (siehe auch Seite 19). Sie können nur mit dem „arbeiten", was der Mensch isst oder trinkt.

Gleichzeitig ist bekannt, dass unser Bauchfett – das sogenannte viszerale Fett, das die inneren Organe in der Bauchhöhle umhüllt – Hormongleichgewichte im Körper stört und zudem entzündungsfördernde Botenstoffe produziert. Dabei gilt: je mehr Bauchfett, umso größer dessen Einfluss.

Entzündungsförderndes meiden

Für Endometriose-Betroffene kann es deshalb sinnvoll sein, überflüssiges Bauchfett – sofern vorhanden – zu reduzieren und mithilfe einer entzündungshemmenden Ernährung Symptome der Erkrankung zu lindern. Generell gilt: Eine ausgewogene Ernährung kann entzündliche Prozesse im Körper lindern. Nicht minder wichtig ist aber

IHRE ERNÄHRUNGSAMPEL

Grüne Lebensmittel können
Sie bedenkenlos essen.
Versuchen Sie rote zu reduzieren.

Frisches Gemüse wie Brokkoli, Spinat, Kartoffeln, Kohl, Tomaten	**Zuckerhaltige Getränke, Alkohol** wie Limonaden, Fruchsäfte, Wein
Frisches Obst wie Bananen, Zitrusfrüchte, Beeren, Melonen	**Manche Milchprodukte** wie Hartkäse, Butter
Helles Fleisch wie Huhn, Pute, Fisch, Schalentiere	**Rotes Fleisch** wie Rind, Schwein, Lamm, Wild
Sojaprodukte wie Sojadrink, -sprossen, Tofu	**Verarbeitete Tierprodukte** wie Wurstwaren
Nüsse, Samen und Körner wie Cashewkerne, Walnüsse, Leinsamen	**Süßigkeiten** wie Schokolade, Kuchen, Kekse
Getreide wie Mais, Reis, Haferflocken, Hirse, Buchweizen, Quinoa	**Knabberzeug** wie Chips, stark gesalzene und gewürzte Snacks
Kaltgepresste Öle von Olivenöl bis Rapsöl	**Fertigprodukte** wie Pizza, Pommes, Rahmgemüse

der gesamte Lebensstil. Fachleute empfehlen: ausreichend schlafen, regelmäßig bewegen und Stress vermeiden.

Einige Lebensmittelbestandteile sind bekannt dafür, Entzündungen im Körper anzufeuern. Dazu gehören beispielsweise einfache Kohlenhydrate, etwa raffinierter Zucker, und rote Fleischprodukte. Hinzu kommt, dass hochverarbeitete Lebensmittel wie Wurst, Süßigkeiten, Gebäck oder auch Fast Food häufig Konservierungsmittel und künstliche Zusatzstoffe enthalten, die den Körper zusätzlich belasten.

Daraus können Sie einen einfachen, auf jeden Fall gesunden Vorsatz ableiten: Versuchen Sie einmal, auf zuckerhaltige Getränke wie Limonaden oder die Schokolade zwischendurch zu verzichten.

Der zweite Schritt ist, Ihren Speiseplan nach und nach mit frischem Gemüse – auch roh – und Zuckerarmem anzureichern. Nüsse und Samen, die wir gemeinhin als Nüsse bezeichnen, wie zum Beispiel Pekannüsse und Cashewkerne, ergänzen die Ernährung mit gesunden Fetten und anderen Pflanzenstoffen. Diese Nahrungsmittel schützen den Körper unter anderem mit Antioxidantien vor sogenannten freien Radikalen. Das sind hochreaktive Stoffwechselprodukte, die Zellen schädigen.

Zu den Antioxidantien gehören zum Beispiel die Vitamine C, D und E sowie die Vitamin-A-Vorstufe Beta-Carotin, Selen, Polyphenole wie Resveratrol und Flavonoide, pflanzliche Farbstoffe wie Anthocyane, Zeaxanthin, Lycopin und Chlorophyll sowie Allicin.

Über eine ausgewogene Ernährung nehmen Menschen ausreichende Mengen an Antioxidantien zu sich. Außerdem kann der Körper bestimmte Antioxidantien selbst herstellen. Nicht erwiesen hingegen ist, dass isolierte Antioxidantien in Form von Nahrungsergänzungsmitteln einen Nutzen für den Menschen haben. Ersparen Sie sich solche Geldausgaben.

Ernährung, die beruhigt

Vitamine

Eine wichtige Gruppe der Antioxidantien sind Vitamine. Studien konnten zeigen, dass die Einnahme von Vitamin D Endometriose-bedingte Schmerzen in der Gebärmutterschleimhaut verringern konnte. Und die Vitamine C und E führten zu einer signifikanten Reduktion von Endometriose-Symptomen. Damit sind diese Vitamine ein wichtiger Bestandteil einer entzündungshemmenden Ernährung.

VITAMINMANGEL ERHÖHT DAS RISIKO: Eine Übersichts-studie aus dem Jahr 2022 kam zu dem interessanten Ergebnis, dass ein niedriger Vitamin-D-, Zink- und Vitamin-E-Spiegel mit einem höheren Endometriose-Risiko verbunden ist.

Mit den meisten Vitaminen sind Menschen hierzulande ausreichend versorgt, sofern sie sich abwechslungsreich ernähren. Das gilt auch für die Vitamine C und E. Beide Vitamine sind reichlich in verschiedenen Gemüsen und Obst enthalten. Vitamin E findet sich zusätzlich in Nüssen und Samen und daraus hergestellten Pflanzenölen.

Eine Ausnahme ist jedoch Vitamin D. Dieses bekommen wir nämlich, vereinfacht ausgedrückt, nicht aus dem Essen, sondern von der Sonne. Genauer gesagt kann der Körper zwar die Vorstufen des Vitamins selbst herstellen. Für die Umwandlung zum Vitamin D in der Haut benötigen wir alle aber Sonnenlicht. Besonders ältere Menschen und solche, die sich bei Sonnenschein kaum draußen aufhalten, können daher in den Wintermonaten einen Mangel an Vitamin D entwickeln.

Ein Mangel an Vitamin D wirkt sich auf die Knochen aus. Sie verlieren Kalk, werden dadurch weicher und brechen leichter. Vitamin-D-Mangel gilt als eine der Ursachen für Osteoporose. Außerdem sind Menschen mit einem Vitamin-D-Mangel anfälliger für Infekte.

Die Knochendichte von Frauen mit Endometriose, die sich einer bestimmten Hormontherapie unterziehen, muss stetig gut überwacht werden (siehe Kapitel 3). In diesem Zusammenhang ist eine gute Versorgung mit Vitamin D umso wichtiger. Besprechen Sie dies mit Ihrer Ärztin oder Ihrem Arzt.

Ballaststoffe

Ein weiterer wichtiger Baustein einer ausgewogenen Ernährung sind Ballaststoffe. Ballaststoffe sind weitgehend unverdauliche Bestandteile der Nahrung, vor allem langkettige Kohlenhydrate aus Pflanzen. „Unverdaulich" klingt zunächst nicht gerade positiv, doch Ballaststoffe sind gesund und wichtig für Gesundheit und Wohlbefinden.

Auch im Zusammenhang mit Endometriose spielen sie eine gewisse Rolle. Forschungen zeigen, dass Ballaststoffe die Östrogenkonzentration im Blut senken, was sich wiederum positiv auf Personen mit Endometriose auswirken kann.

Besonders viele Ballaststoffe enthalten Vollkornprodukte wie Vollkornbrot und brauner Reis, Hülsenfrüchte wie Bohnen, Linsen, Erbsen sowie diverse Obst- und Gemüsesorten. Mengenmäßig empfehlen sich bis zu 30 Gramm täglich.

Omega-3-Fettsäuren

Omega-3-Fettsäuren wirken unter anderem entzündungshemmend und sind deshalb für eine gesunde Ernährung unverzichtbar. Besonders in fettreichen Meeresfischen wie Makrele und Lachs finden sich viele dieser langkettigen, mehrfach ungesättigten Fettsäuren. Weitere gute Quellen sind: pflanzliche Öle wie Lein- und Rapsöl, Nüsse und Samen sowie grünes Blattgemüse.

Ob Omega-3-Fettsäuren auch einen positiven Effekt auf Endometriose-Beschwerden haben, ist allerdings unklar. Eine Übersichtsstudie aus dem Jahr 2022 zeigte, dass Omega-3-Fettsäuren eventuell Schmerzen lindern können. Einschränkend dabei ist jedoch, dass die Qualität der einbezogenen Studien gering war. Weitere, größere Studien wären nötig, um Effekte eindeutig zu belegen.

Eine zusätzliche Zufuhr von Omega-3-Fettsäuren zum Beispiel über Nahrungsergänzungsmittel ist normalerweise nicht notwendig. Ein Mangel ist bei einer abwechslungsreichen und ausgewogenen Ernährung selten.

Magnesium

Magnesium gilt als krampflösend und kann deshalb Regelschmerzen lindern. Gute Lieferanten für dieses Element sind Vollkornprodukte, Hülsenfrüchte, grünes Blattgemüse, Nüsse, Kerne und Samen sowie Fisch und Meeresfrüchte. Auch Kakao und Bitterschokolade enthalten viel Magnesium.

Ein Mangel an Magnesium ist – bei üblichen Ernährungs- und Lebensgewohnheiten – in der deutschen Bevölkerung selten und tritt höchstens bei Erkrankungen auf, zum Beispiel bei Erbrechen oder chronischen Durchfällen. Die Deutsche Gesellschaft für Ernährung (DGE) empfiehlt für erwachsene Frauen (auch schwangere und stillende Frauen) rund 300 Milligramm Magnesium pro Tag.

 MAGNESIUMBEDARF DECKEN: Ausreichend Magnesium steckt etwa in einem Naturjoghurt mit frischer Banane und anderem Obst, Haferflocken sowie Kürbiskernen und Sonnenblumenkernen. Dazu ein Glas Mineralwasser und zum Abendessen noch etwas grünes Gemüse – so decken Sie Ihren Magnesiumbedarf mit Leichtigkeit.

Da es unproblematisch ist, den Bedarf an Magnesium über die Nahrung zu decken, benötigen die meisten Menschen auch keine externe Zufuhr in Form von Tabletten oder Nahrungsergänzungsmitteln. Bei starken Menstruationsbeschwerden empfehlen Medizinerinnen und Mediziner mitunter, rund zwei Tage vor und während der Menstruation bis zu 600 Milligramm Magnesium täglich einzunehmen.

Sprechen Sie im Zweifel mit Ihrer Ärztin oder Ihrem Arzt. Gemeinsam können Sie herausfinden, ob Sie ausreichend mit Magnesium versorgt sind.

Nahrungsergänzungsmittel

Nahrungsergänzungsmittel sollen, wie der Name verrät, die normale Ernährung ergänzen und gehören rechtlich zu den Lebensmitteln. Im Gegensatz zu ihnen enthalten sie aber (überwiegend) klar definierte Mengen bestimmter Nähr- und Mineralstoffe. Weil sie aber als Lebensmittel gelten, dürfen Nahrungsergänzungsmittel keine pharmakologische Wirkung haben, sprich: Sie sind nun einmal keine Arzneimittel und wirken deshalb auch nicht wie diese.

Dementsprechend gibt es für Nahrungsergänzungsmittel in Bezug auf Endometriose keine Aussagen zur Wirkung oder Nichtwirkung. Lediglich zu einzelnen Bestandteilen existieren Studien. Ob für diese Nähr- und Mineralstoffe eine Ergänzung überhaupt notwendig ist, haben wir für die wichtigsten Substanzen zuvor besprochen.

Der Markt hält eine Vielfalt von Nahrungsergänzungsmitteln bereit. Sollten Sie sich entscheiden, Ihre tägliche Nahrung mit Nahrungsergänzungsmitteln zu erweitern, besprechen Sie dies bitte ausführlich mit Ihrer Ärztin oder Ihrem Arzt. Denn: Ein Zuviel bestimmter Nährstoffe kann schaden. Fettlösliche Vitamine wie A und D zum

Beispiel können sich im Körper anreichern, wenn wir über Nahrungsergänzungsmittel mehr aufnehmen, als wir eigentlich benötigen. Wird Vitamin A dauerhaft überdosiert, droht ein Leberschaden. Zu viel Vitamin D wiederum kann zu Übelkeit, Bauchkrämpfen und Erbrechen sowie in schweren Fällen zu Nierenschädigung und Herzrhythmusstörungen führen.

Hinzu kommt, dass verschiedene Substanzen miteinander wechselwirken. Wird also ein Nährstoff übermäßig zugeführt, beeinflusst dies andere Nährstoffe. Bekannt ist das zum Beispiel von Kalzium: Nimmt ein Mensch über Nahrungsergänzungsmittel zu viel dieses Mineralstoffs auf, hemmt er damit die Aufnahme von Magnesium.

Wer mehr über Nahrungsergänzungsmittel erfahren möchte, wird zum Beispiel auf der Internetseite www.verbraucherzentrale.de fündig. Auch die Stiftung Warentest sieht Nahrungsergänzungsmittel eher kritisch, mehr darüber lesen Sie zum Beispiel hier: www.test.de/Vitamine-und-Mineralstoffe.

Essen, das glücklich macht

Wie so oft im Leben mit einer chronischen Erkrankung gilt auch bei der Ernährung: Horchen Sie in sich hinein und schauen Sie, womit Sie sich wohlfühlen, was Ihnen guttut. Vielleicht vertragen Sie an Tagen mit starken Schmerzen blähende Lebensmittel weniger gut, weil diese zu zusätzlichem Druck im Bauchraum führen. Meiden Sie an solchen Tagen Zwiebeln, Hülsenfrüchte und Kohl. Auch verschiedene Zuckeraustauschstoffe wie Sorbit und Xylit wirken blähend – bei empfindlichen Menschen bereits in kleinsten Mengen.

Andererseits: Verbannen Sie nicht alle Lebensmittel, die als entzündungsfördernd gelten, von Ihrem Speiseplan. Denn Essen ist mehr als bloße Nahrungsaufnahme. Manchmal ist ein Stück Schokolade oder das Lieblingseis einfach gut für die Seele. Gönnen Sie sich diesen Genuss. Es muss ja nicht gleich die ganze Tafel oder der gesamte Eiskremtopf sein!

Tipp: Bisweilen spielt nicht nur eine Rolle, was von innen heraus drückt – so wie Omas Zwiebelkuchen. Enge Jeans oder der metallene Reißverschluss können zusätzlich reizen. Einige Menschen bevorzugen daher an Schmerztagen locker sitzende Kleidung aus bequemen Stoffen. Auch hier gilt: Die Hauptsache ist, dass Sie sich wohlfühlen.

Entspannen und den Körper spüren

Endometriose ist anstrengend,
bedeutet oft Stress pur.
Finden Sie Wege für sich,
zur Ruhe zu kommen.

Viele Betroffene versuchen, trotz ihrer Erkrankung den Alltag zu meistern, berufliche und private Aufgaben so gut es geht zu erledigen. Zum „normalen" Stress kommt dann die Erkrankung hinzu, ein zusätzlicher, für Außenstehende unsichtbarer Stressfaktor. Wenn es Ihnen auch so geht, sollten Sie ganz bewusst darauf achten, sich Auszeiten oder zumindest kleine Ruheinseln zu verschaffen.

Das können Entspannungsübungen sein, die Körper und Geist gleichermaßen guttun. Hier können Sie aus vielen unterschiedlichen Methoden wählen. Ob Sie Yogakurse oder Autogenes Training bevorzugen oder doch lieber meditieren, ist allein Ihnen überlassen. Wichtig ist nur, dass Sie sich wohlfühlen und Ihnen die Übungen guttun.

 YIN YOGA: Bei Endometriose hat sich das Yin Yoga bewährt, eine Kombination aus ruhigen Yoga-Übungen und Meditation. Dieser Yogastil ist auch gut für Einsteigerinnen geeignet. Beim Yin Yoga werden die Positionen mit relativ wenig Muskelanstrengung ausgeführt und dafür lange – zum Teil über Minuten – gehalten. Dadurch ist Yin Yoga eher entspannend als auspowernd. Durch die langen Halte-Pausen kommen Sie zudem zur Ruhe.

Einzelne Yoga-Übungen oder kurze Meditationseinheiten lassen sich gut in den manchmal stressigen Alltag einfügen. Reservieren Sie sich 10 oder 15 Minuten pro Tag, am besten immer zu einer ähnlichen Uhrzeit. Dann werden die Entspannungsübungen bald Teil Ihrer täglichen Routine.

DIE PROGRESSIVE MUSKELENTSPANNUNG

Vielleicht ist diese Entspannungstechnik etwas für Sie? Steigen Sie langsam ein und starten Sie mit den Händen und Armen.

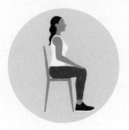

1   Suchen Sie sich einen ruhigen Raum. Setzen Sie sich bequem auf einen Stuhl, beide Füße stehen fest auf dem Boden auf. Schließen Sie Ihre Augen. Atmen Sie ruhig und tief ein und aus.

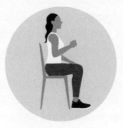

2   Nun machen Sie mit der rechten Hand eine Faust, die Sie mit starker Anspannung schließen und geschlossen halten. Sie halten die Anspannung für fünf bis zehn Sekunden.

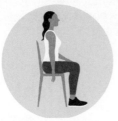

3   Dann beenden Sie die Anspannung und atmen dabei bewusst aus. Sie öffnen nun die Faust und lassen Hand und Arm etwa 30 Sekunden entspannt herunterhängen. Dem Unterschied zwischen der Anspannung und der soeben eingetretenen Entspannung gilt es nachzuspüren.

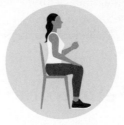

4   Anschließend wiederholen Sie die Übung, nun mit der linken Hand bzw. dem linken Arm. Nach Händen und Armen folgen Übungen der Gesichtsmuskulatur und dann, von oben nach unten, der anderen Körperregionen und Extremitäten.

Wünschen Sie sich eine intensivere Anleitung, kann die Progressive Muskelentspannung nach Jacobson das Richtige für Sie sein. Entwickelt wurde dieses auch Progressive Muskelrelaxation (PMR) genannte Verfahren bereits in den 1920er-Jahren von dem Arzt Edmund Jacobson. Bewusstes Anspannen und Entspannen der Muskeln aktiviert den beruhigenden Teil des Nervensystems, gemeinhin als „Ruhenerv" oder Parasympathikus bezeichnet. Die Übungen helfen so, Verspannungen zu lösen und den eigenen Körper besser wahrzunehmen.

„Progressiv" bedeutet in diesem Zusammenhang „fortschreitend" und beschreibt die Art des Verfahrens. Nach und nach spannt die Ausführende bei der Progressiven Muskelrelaxation einzelne Muskelgruppen an und lockert sie kurz darauf wieder, beginnend etwa mit den Händen über den Nacken und den Kopf bis zu den Füßen. Wie bei einer Reise wandert die Person durch ihren Körper und kommt so zur Ruhe.

Der Vorteil: Die Übungen sind nicht aufwendig und lassen sich gut in den Alltag integrieren. Es empfiehlt sich, das Verfahren anfangs in einem Kurs zu erlernen, zum Beispiel im Rahmen einer stationären Reha oder in einer Schmerzambulanz. Später helfen Ihnen Bücher, CDs und Apps bei den Übungen, sodass Sie ganz in Ruhe zu Hause ausprobieren können, wie die Progressive Muskelrelaxation für Sie am besten funktioniert.

Wichtig: Nicht allein Übung macht die Meisterin. Bei Entspannungstechniken wie der Progressiven Muskelrelaxation ist das Erfolgsgeheimnis vielmehr die stetige Wiederholung. Seien Sie also nicht enttäuscht, wenn Sie anfangs noch keine positive Wirkung spüren. Bleiben Sie dran!

Selbstfürsorge – heute nur ich!

Selbstfürsorge ist erst einmal ein recht dehnbarer Begriff. Er umschreibt all das, was eine Person unternimmt, um ihre körperliche und seelische Gesundheit zu verbessern.

Die meisten verbinden mit Selbstfürsorge die großen und kleinen „Geschenke" an sich selbst, die man sich gönnen kann, vom Schaumbad bis hin zum Wellnesswochenende. Das ist nicht falsch – also: Ja, gönnen Sie sich etwas! –, doch Selbstfürsorge hat auch noch andere, ernstere Dimensionen, die oft übersehen werden. Bei chronischen Erkrankungen wie der Endometriose gehört dazu zum Beispiel auch, mit sich selbst ins Reine zu kommen. Es geht dabei um Gedanken wie: „Es ist nicht meine Schuld, ich habe mir diese Krankheit nicht ausgesucht!"

Was auf den ersten Blick nach einer sehr banalen Erkenntnis klingt, kann für Betroffene ein weiter Weg sein. Denn viele betroffene Frauen plagen nicht nur Selbstzweifel, sondern häufig auch Schuldgefühle, etwa, eine Belastung für andere Menschen zu sein oder nicht so zu „funktionieren", wie sie es, oft nach ihrer eigenen Definition, sollten.

Wenn Sie sich darin wiederfinden, kann Selbstfürsorge für Sie bedeuten, dass Sie damit beginnen, diese Selbstzweifel und Schuldgefühle abzuschütteln. Dabei können bestimmte Verhaltensweisen und Übungen helfen. Diese können Sie selbst anwenden und einüben, vielleicht sogar schon heute:

1 NEIN! Doch noch arbeiten gehen, obwohl die Schmerzen unerträglich sind? Zum Kinobesuch überreden lassen, obwohl der Körper nach Ruhe schreit? Üben Sie, in solchen Situationen selbstbestimmt „Nein" zu sagen und Grenzen zu ziehen. Ein solches Nein ist nicht egoistisch, es ist reiner Selbstschutz. Denn wer eine chronische Krankheit hat, benötigt immer wieder lange Ruhepausen, damit sich Beschwerden nicht verschlimmern.

2 GUTE NACHT. Ausreichend und guter Schlaf ist für einen gestressten, kranken Körper unerlässlich. Eine gesunde Schlafhygiene ist deshalb auch bei Endometriose das A und O. Finden Sie heraus, was genau das für Sie bedeutet. Fragen Sie sich: Wann und unter welchen Bedingungen können Sie gut schlafen? Sind Sie beispielsweise schon früh am Abend müde, dann gehen Sie auch früh ins Bett! Wenn dann der Elternabend in der Schule doch einmal auf der Strecke bleibt, dann ist das halt so.

3 KANNST DU DAS ÜBERNEHMEN? Eigentlich müssten Sie noch mit dem Hund raus und Lebensmittel einkaufen. Und wollten Sie nicht auch noch das Geschenk für den nächsten Geburtstag besorgen? Aber Sie merken: Gleich geht gar nichts mehr. Delegieren Sie Arbeit! Schicken Sie zum Beispiel Ihren Partner mit dem Hund raus, lassen Sie Ihre Freundin das Geburtstagsgeschenk besorgen. Und der Lieferdienst bringt auch Salat, wenn es keine Pizza sein soll.

Entspannen und den Körper spüren

Achtsamkeit und Akzeptanz

Von Achtsamkeit haben Sie sicher schon gehört, der Begriff ist heute in aller Munde. Man könnte auch sagen, Achtsamkeit liegt im Trend, was aber keineswegs abwertend gemeint ist. Denn es gibt tatsächlich sehr gute Gründe dafür, dass Achtsamkeit oder auch gezielte Achtsamkeitsübungen in vielen Kontexten empfohlen werden. Achtsamkeit ist zwar sicher kein Allheilmittel, aber ein sehr hilfreiches Prinzip, das entlasten und zugleich das Wohlbefinden fördern kann.

Wer achtsam ist, nimmt sich, sein Inneres und den Moment im Hier und Jetzt bewusst war, ohne sich ablenken zu lassen. Achtsamkeit bedeutet aber ebenso Akzeptanz, also den Moment anzunehmen, wie er ist, ohne zu bewerten.

Dabei ist Akzeptanz nicht gleichzusetzen mit Resignation! Betroffene chronischer Erkrankungen können ihre Krankheit also akzeptieren, sie als gegeben hinnehmen und gleichzeitig lebensbejahend an Therapien und Behandlungen teilnehmen und auf Besserung hoffen.

Es gibt eine etablierte Methode, um Achtsamkeit gezielt zu trainieren, sie wird als Mindfulness-Based Stress Reduction (kurz: MBSR) bezeichnet. Ein solches Achtsamkeitstraining kombiniert verschiedene Übungen, etwa Yoga, Meditationen und eine Art des „In-sich-Hineinhorchens". Ziel ist es, den Kopf frei zu bekommen und eine innere Ruhe zu erreichen. Anwenderinnen sollen langfristig in der Lage sein, Schmerz selbstbestimmt zu bewältigen, indem sie die gelernte Achtsamkeit sowie eine positive Körperwahrnehmung mit in den Alltag nehmen.

(!) **VORSICHT BEI PSYCHISCHEN ERKRANKUNGEN: Achtsamkeitsübungen können depressive Symptome verstärken. In einer Studie berichteten Personen zudem, dass ihre Erinnerungen an traumatische Ereignisse aufflammten. Holen Sie sich sofort ärztliche Hilfe, wenn Sie eine dieser Nebenwirkungen nach den Übungen beobachten.**

Einige Krankenkassen übernehmen, meist anteilig, Kosten für Kurse zur Stressreduktion, zu denen auch MBSR-Kurse zählen können. Schauen oder fragen Sie doch einmal nach, ob sich auch Ihre Krankenkasse an dem einen oder anderen Kurs beteiligt.

ATEMÜBUNGEN

Atemübungen sind ein einfacher Weg,
um schnell in einen entspannten Zustand
zu kommen.

DEN ATEM VERLÄNGERN

1 Suchen Sie sich eine bequeme Position, im Sitzen oder Liegen. Auf jeden Fall sollte der Bauch nicht eingeschränkt sein. Wenn Sie mögen, schließen Sie die Augen.

2 Atmen Sie in den Bauch ein. Er wölbt sich dabei nach außen. Zählen Sie währenddessen langsam bis vier.

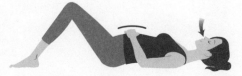

3 Atmen Sie vollständig aus, ohne Druck auszuüben. Zählen Sie dabei ebenfalls bis vier.

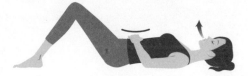

Wenn Sie diese Übung gut beherrschen und sich daran gewöhnt haben, können Sie die Dauer des Ein- und Ausatmens verlängern. Zählen Sie dann auf fünf, sechs oder sieben. Der nächste Schritt ist, die Ausatmung im Vergleich zur Einatmung zu verlängern: Einatmen auf fünf, Ausatmen auf sieben. Das autonome Nervensystem braucht ein Weilchen, um herunterzufahren. Versuchen Sie, diese Übung zunächst für sieben Minuten, später für 13 Minuten durchzuführen.

Alternativen und neue Ansätze

Forscherinnen und Forscher schauen sich auch weitere Ansätze an, wie Endometriose-Betroffene entspannen und so den Schmerzkreislauf durchbrechen können. Die Studie „Endo? Relax" der Universität Ulm etwa untersucht, inwiefern Hypnose als Entspannungsmethode bei Endometriose-Patientinnen funktioniert.

Therapien selbstständig durchführen können Betroffene mit einer App, der Endo-App. Das Ziel ist die Steigerung der Lebensqualität. Betroffene können beispielsweise ein Tagebuch führen, einen eigenen Endo-Plan mit Therapieempfehlungen erstellen und über Lerninhalte mehr über Endometriose erfahren. Die Endo-App ist eine zertifizierte digitale Gesundheitsanwendung (DiGA) und als zugelassenes Medizinprodukt per Rezept erhältlich. Es gibt aber keine Studien zur Nutzung der Endo-App, die einen entsprechenden Qualitätsprozess (Peer Review) durchlaufen haben. Eine Beobachtungsstudie ergab eine Verbesserung der Lebensqualität nach zwei Wochen Nutzung.

Was Sie selbst tun können

LET'S TALK ABOUT

Niemand muss allein mit Endometriose und ihren Folgen zurechtkommen. Angehörige, Selbsthilfegruppen und ein engmaschiges medizinisches Netzwerk bieten Halt.

Sag mal, wie ist das eigentlich bei dir?

Wie geht es Ihnen?
Sprechen Sie darüber!
So wie die vier Frauen,
die wir Ihnen nun vorstellen.

Dieser Ratgeber soll Ihnen Mut machen. Sie können mehr tun, als Ihre Erkrankung einfach „zu ertragen". Lassen Sie sich umfassend medizinisch behandeln, suchen Sie sich gute, verständnisvolle Ärztinnen und Ärzte, probieren Sie zusätzlich die Wege der Selbsthilfe aus. Und: Sprechen Sie über Ihre Endometriose.

Darüber zu sprechen ist aus vielen Gründen wichtig: Nur wenn Sie Ihre Beschwerden gegenüber Fachpersonen ausführlich schildern, können diese die richtige Diagnose stellen und bestmöglich helfen – und manchmal müssen Sie sogar lärmen, um überhaupt erst einmal ernst genommen zu werden. Den Menschen in Ihrem persönlichen Umfeld fällt es leichter, Sie zu verstehen und zu unterstützen, wenn sie wissen, womit Sie zu kämpfen haben. Nicht zuletzt müssen wir alle mehr über Endometriose sprechen, um dieser Erkrankung mehr Aufmerksamkeit zu verschaffen, sodass mehr geforscht und mehr geholfen werden kann.

Doch zugleich ist klar: Über die Erkrankung zu sprechen, fällt vielen Betroffenen schwer. Niemand möchte gern „jammern". Über die Scham, die viele Frauen mit Endometriose empfinden, haben Sie schon gelesen.

Wir wählen hier daher einen vielleicht etwas ungewöhnlichen Weg: Wir schicken vier betroffene Frauen vor, die den ersten Schritt machen. Die ihre Geschichte erzählen und zeigen, wie man diese Erkrankung und das damit verbundene Leid in Worte fassen kann. Vielleicht kommen dabei einige Dinge zur Sprache, die Sie selbst aus eigener Erfahrung kennen. In jedem Fall sollen Sie die Berichte als eine Motivation lesen, selbst mitzureden, Ihre eigene Geschichte zu erzählen.

Zunächst stellen wir Ihnen die vier Frauen vor: Wie lange leben diese Betroffenen bereits mit Endometriose? Wo erlebten und erleben sie die stärksten Einschränkungen durch die Erkrankung? Wie fühlten sie sich? Wie wurde ihre Endometriose behandelt? Und wie geht es diesen vier Frauen heute?

Diagnostische Irrwege

Theresa W. (34) arbeitet als medizinische Fachangestellte. Sie erinnert sich: „Meine erste Periode habe ich mit elf oder zwölf Jahren bekommen und seitdem hatte ich Schmerzen." Diese wurden stetig stärker und unberechenbarer, vor allem im rechten Unterbauch. Eines Tages klappte Theresa zusammen – Verdacht auf Blinddarmentzündung. Obwohl der Ultraschallbefund unauffällig war, wurde ihr in einer OP der Wurmfortsatz des Blinddarms entfernt. Die Schmerzen blieben. Verschiedene Ärzte verschrieben ihr die Pille, ordneten eine diagnostische Laparoskopie an. Doch selbst zwei dieser Eingriffe blieben ohne pathologischen Befund.

Mittlerweile gab es zwischen den Schmerzphasen kaum noch Pausen, Theresa bricht regelmäßig zusammen. „Erst als ich die Klinik gewechselt habe, brachte eine erneute Bauchspiegelung die Diagnose: Endometriose." Das war im Jahr 2015. Bereits während des Eingriffs entnehmen Ärzte endometriotisches Gewebe.

Heute nimmt Theresa durchgängig Hormone, den Wirkstoff Dienogest und zwischendurch zusätzlich ein GnRH-Analogon. Die Therapie unterdrückt ihren Zyklus und hat gut angeschlagen. „Ich habe immer noch ab und zu ein Ziehen im Unterbauch, auch mal ein Stechen oder Krämpfe", sagt sie. Aber das sei kein Vergleich zum Dauerschmerz früher. „Es geht mir relativ gut."

Blase und Darm bereiten Kummer

Sandra V. ist 26 Jahre alt und gelernte Kinderpflegerin. Aktuell ist sie nicht arbeitsfähig (befristete Erwerbsminderungsrente). Sie weiß seit ihrem zwanzigsten Lebensjahr, dass sie Endometriose hat. Aber bereits in den acht Jahren vor der Diagnose hatte sie Beschwerden, von denen sie heute weiß, dass sie mit der Erkrankung zusammen-

hingen. „Mit zwölf Jahren bin ich wegen starker Menstruationsschmerzen und Blasenbeschwerden zum Frauenarzt gegangen und
habe dort das erste Mal die Pille verschrieben bekommen", erzählt
sie. An den starken Schmerzen änderte sich jedoch nichts, stattdessen kamen noch weitere Beschwerden hinzu, etwa Schmerzen beim
Stuhlgang.

Im Jahr 2018 war Sandra wegen einer vermeintlichen Eileiterent-
zündung im Krankenhaus, die Schmerzen verschwanden auch nach
der Behandlung nicht. „Meine Gynäkologin, das war zu diesem Zeitpunkt bestimmt schon die siebte oder achte Ärztin, sagte: Wir
schauen mal mit einer Bauchspiegelung nach." Sandra erzählt, sie
hätten in der Operation nicht ansatzweise alle Endometriose-Herde
entfernen können, weil es schlichtweg zu viele und sie teils zu tief
ins Gewebe eingebettet gewesen waren. Bis heute wurde Sandra
sechsmal operiert. Ihr wurden Teile der Vagina, des Harnleiters, des
Mastdarms und des Bauchfells entnommen.

Im Laufe der Zeit entwickelte Sandra eine neurogene Blasenent-
leerungsstörung, wegen der sie sich lange selbst katheterisieren
musste, sprich: durch Einschieben eines Katheters die Blase entleeren. Um die Symptome dauerhaft zu lindern, wurde ihr ein Blasenschrittmacher implantiert.

Hormonpräparate vertrage sie nicht, sagt Sandra. Die Nebenwirkungen seien stärker als der Nutzen. Sie litt unter Wechseljahresbeschwerden wie Stimmungsschwankungen und Hitzewallungen. „Ich
habe mich zeitweise selbst nicht wiedererkannt", sagt sie. Schmerzen hat sie nach wie vor, „24/7", wie sie sagt. Wenn es zu schlimm
wird, nimmt sie Schmerzmedikamente.

„Dafür sind Sie aber viel zu jung"

Michelle Röhrig (26) ist Wirtschaftsinformatikerin und Doktorandin
der Wirtschaftswissenschaften; sie ist außerdem im Vorstand der
Endometriose-Vereinigung Deutschland. „Ich war 17 Jahre alt, als
ich von meiner Endometriose erfuhr", sagt Michelle Röhrig. Sie
weiß, dass sie damit zu den wenigen Frauen gehört, bei denen die
Erkrankung relativ früh erkannt wurde. Diagnostiziert wurde die Endometriose während einer geplanten Bauchspiegelung, bei der auch
direkt Gewebeproben entnommen und Endometriose-Herde entfernt
wurden.

Mit zwölf Jahren hatte Michelle Röhrig ihre erste Periode bekommen und seitdem unter starken Schmerzen während der Regelblutung gelitten. Ihre Gynäkologin verschreibt ihr die Pille. Ein Jahr später sind die Beschwerden so stark, dass sie in der Notaufnahme der Klinik landet. „Dort tippte man auf eine Blasenentzündung und fragte, ob in der Schule gerade Prüfungen anstehen würden", erinnert sie sich. Und mit jedem Arzt- und Klinikbesuch wuchsen die Zweifel: „Ich bin eigentlich sehr selbstsicher, aber wenn die Schmerzen so oft heruntergespielt werden, man immer wieder hört, dass es bestimmt stressbedingt sei, dann glaubt man das irgendwann selbst."

Es folgten Darm- und Magenspiegelungen, Krankenhausaufenthalte und unzählige Untersuchungen. Dann fiel das erste Mal das Stichwort Endometriose, mit dem Zusatz: „Dafür sind Sie aber viel zu jung." Ein Trugschluss, wie Michelle Röhrig heute weiß. Sie pocht auf eine Laparoskopie und hat endlich Gewissheit.

Nach der ersten Operation ist sie ein halbes Jahr lang beschwerdefrei, dann kommen die Schmerzen wieder. Warum, weiß niemand genau. Heute nimmt Michelle Röhrig durchgehend Dienogest, ergänzend nutzt sie komplementäre Behandlungsansätze wie Physiotherapie, Bauchwickel und Entspannungstechniken.

Tief infiltrierend plus Adenomyose

Melanie Koch ist 35 Jahre alt, verheiratet und arbeitet als Operationstechnische Assistentin an einer Uniklinik. Sie hatte in ihrer Jugend keinerlei Menstruationsbeschwerden: „Wenn ich nicht geblutet hätte, hätte ich nicht gewusst, dass ich meine Tage habe", sagt sie. Die Unterbauchschmerzen kamen später, wurden dann stetig stärker. Zu ihnen gesellten sich Darmbeschwerden: starker Harn- und Stuhldrang, Verstopfung, Schmerzen beim Stuhlgang.

Melanie Koch sieht bei ihrer Arbeit regelmäßig Frauen mit Endometriose und vermutete bald, dass auch sie diese Erkrankung hat. Oder bildete sie sich alles vielleicht nur ein? „Ich hatte Angst, dass die Ärzte mich untersuchen und nichts finden", erinnert sie sich heute.

Sie nahm die Pille und ließ irgendwann die Pillenpause weg. Die Regel blieb aus, die Beschwerden verschwanden. Im Jahr 2013 setzte Melanie Koch die Pille ab, denn ihr Partner und sie wünschten sich Kinder. Vergebens. Die Schmerzen kehrten mit voller Wucht zurück. Manchmal waren sie selbst unter hoch dosierten Schmerzmitteln so stark, dass sie erbrach.

Melanie Koch suchte sich Hilfe. Ein Arzt ertastete knotige Veränderungen in Darm und Vagina, Ultraschalluntersuchungen erhärteten den Verdacht. Bei einer Bauchspiegelung stellte der Mediziner dann offiziell fest: Endometriose – tief infiltrierend in Blase, Darm und Scheidenhinterwand – und Adenomyose.

In weiteren Operationen wurden große Teile des Darms entfernt, ebenso ein Eileiter. Heute nimmt Melanie Koch drei Tage um ihre Menstruation herum starke Schmerzmittel und ansonsten keine weiteren Medikamente. „Ich bin dankbar dafür, dass es mir nach der OP so gut geht, in meinem Fall war das die richtige Entscheidung", sagt sie.

Wie fühlt sich Endometriose an?

Vielleicht erkennen Sie sich in dem einen oder anderen Erlebnis wieder? Ganz sicher ist jeder Krankheitsverlauf individuell und Ihre Geschichte wäre eben das – Ihre ganz persönliche Geschichte. Dennoch ähnelt sich möglicherweise hier und da das Erlebte. Haben Sie bereits die Diagnose Endometriose und falls ja, wie lange dauerte es, bis Sie diese erhalten haben? Wie hat Ihr Umfeld auf die Diagnose reagiert? Wie kommen Sie im Alltag mit der Erkrankung zurecht? Welche Therapie hilft Ihnen am besten?

 WAS DIE GESCHICHTEN VERRATEN: Die unterschiedlichen Beschwerden, die Zahl der operativen Eingriffe, aber auch die schiere Dauer der Leidensgeschichten in Jahren machen deutlich, wie sehr Endometriose das Leben betroffener Frauen prägt. Zugleich ist jede dieser Geschichten anders – wie der Verlauf der Erkrankung, der sich kaum vorhersagen lässt.

Neben diesen Fakten steht eine entscheidende Frage, die tatsächlich nur die Betroffenen selbst beantworten können: Wie fühlt sich Endometriose eigentlich an?

„In der schlimmsten Phase waren es zwei Wochen unerträgliche Dauerschmerzen, bis hin zu Erbrechen, abgelöst von zwei guten Wochen und so weiter", antwortet darauf Melanie Koch. „Die

Schmerzen strahlten vom Rücken ins Bein aus, wie bei einem Bandscheibenvorfall. Hinzu kam das ständige Gefühl, auf Toilette zu müssen, ohne dass etwas kommt, wie ein starker, schmerzender Druck nach unten."

Viele Frauen wählen für diese unerträglichen Schmerzen Metaphern. So beschreibt es Michelle Röhrig: „Für mich ist die Endometriose ein enger und starrer Gürtel, der sich regelmäßig um meinen Bauch und den Rücken legt, also wirklich ringsherum. Er schnürt alles ab, was zu den Schmerzen führt. Von Zeit zu Zeit steckt – bildlich gesprochen – ein Messer im rechten Bein und sorgt für unerträgliche Schmerzen. All das kommt plötzlich, ohne Anbahnung, und knockt mich dann völlig aus."

„Mal fühlt es sich an, als würde man an meinen Organen reißen, von links nach rechts, und sie zerquetschen. Es ist ein reißendes, krampfendes und ziehendes Gefühl und gleichzeitig ein Brennen und Pochen", so schildert Sandra V. ihre Schmerzerfahrungen. Auch sie greift dann zu einem drastischen bildlichen Vergleich: „Und manchmal scheint es, als würde jemand mit vielen scharfen Messern in meinem Bauch wüten. Die Schmerzen können von einem auf den anderen Moment unerträglich stark und ebenso schnell wieder weniger werden. Manchmal dauern die intensiven Schmerzwellen aber auch Tage."

 SCHMERZEN WIE MESSERSTICHE: Bildhafte Sprache kann manchmal helfen, anderen Menschen klarzumachen, was man durchmacht. Es ist sicher kein Zufall, dass hier immer wieder von „Messern" die Rede ist. Ein Messer piekst nicht nur ein bisschen! Der in Kapitel 1 beschriebene Unterschied zu normalen Regelschmerzen wird hier mehr als deutlich.

Auch Theresa W. kennt das quälende Messer, zugleich beschreibt sie, wie sich der Alltag mit dieser Erkrankung anfühlt: „Der Schmerz verändert sich, mal ist es ein Ziehen, mal ein Stechen, wie Messerstiche durch den Bauch. Während der Menstruation zogen die Schmerzen bis in den Rücken. Die wahnsinnigen Schmerzen gehen oft einher mit Müdigkeit und Übelkeit. Man fühlt die ganze Zeit: Da ist etwas, da stimmt was nicht. Aber irgendwann lernt man, diese Gefühle zu ignorieren. Aber es ist immer da, wie ein dauerhaftes Unwohlsein."

WIE IST ES BEI IHNEN?

Wir haben vier Frauen interviewt –
nun sind Sie dran,
wenn Sie das möchten.

Frage 1: Falls Sie schon eine Diagnose haben: Wie war Ihr Weg dahin?

_____

_____

_____

Frage 2: Was bedeutet die Diagnose für Sie?

_____

_____

_____

Frage 3: Wie macht Ihnen Endometriose das Leben schwer? Wenn Sie möchten, finden Sie bildhafte Vergleiche.

_____

_____

_____

Frage 4: Was hilft Ihnen bisher an schweren Tagen?

_____

_____

_____

Frage 5: Welche Personen unterstützen Sie?

_____

_____

_____

Frage 6: Was möchten Sie nach der Lektüre dieses Buches ausprobieren?

_____

_____

_____

Wie geht es Ihnen nun, nachdem Sie diese Schilderungen gelesen haben? Klar ist: Diese Beschreibungen können schockieren. Zugleich können sie aber auch dazu beitragen, sich verstanden, sich nicht mehr allein zu fühlen. Wenn Sie möchten, können Sie auch Personen aus Ihrem Umfeld diese Seiten lesen lassen, um ihnen auf diese Weise verständlich zu machen, was Endometriose für Betroffene bedeuten kann.

Falls Sie sich dazu bereit fühlen, können Sie Ihre eigene Antwort auf die Frage „Wie fühlt sich Endometriose an?" formulieren, vielleicht sogar schriftlich. Ob Sie dies dann auch mit jemandem anderen teilen, bleibt Ihnen überlassen. In jedem Fall kann es Ihnen ein Gefühl von Kontrolle geben, Ihr Erleben in Worte zu fassen.

Was hilft an schweren Tagen?

Messerstiche, ein starrer Gürtel, der sich quälend eng um den Körper schnallt ... Die Schilderungen, die Sie eben gelesen haben, wirken bedrückend, beängstigend. Warum sie dennoch wichtig sind, sollte mittlerweile klar geworden sein: Endometriose bedeutet für die betroffenen Frauen immense Schmerzen, einen nahezu unerträglichen Leidensdruck. Diese Tatsache muss gesehen, muss anerkannt werden.

Aber natürlich wollen wir hier nicht stehen bleiben. Eine wichtige Botschaft dieses Buches ist schließlich: Sie müssen nicht stumm leiden, Sie können aktiv werden! Das bedeutet in erster Linie natürlich, dass die Erkrankung erkannt und medizinisch behandelt werden sollte. Das ist jedoch nur ein Baustein, zumal Patientinnen manchmal das Gefühl haben, im klassischen Medizinbetrieb die Kontrolle über ihre Krankheit und auch ihren Körper zu verlieren. Dem können Sie entgegenwirken. Was Sie selbst ergänzend zur medizinischen Behandlung tun können, haben Sie bereits in Kapitel 5 erfahren.

Doch gerade bei diesem Thema sind die persönlichen Erfahrungen von anderen betroffenen Frauen oft besonders hilfreich. Wir haben die vier Frauen daher gefragt, was ihnen hilft, schwere Tage zu überstehen:

„Eigentlich hilft nicht viel", beginnt Sandra V. ihre Antwort, was zunächst etwas hoffnungslos klingt, doch gleich darauf folgt eben doch einiges: „Außer: Ruhe, Wärmflasche, eine gute Position,

Schmerzmittel und hoffen, dass es bald vorbeigeht. Besonders gut tut mir, mit meiner Familie, Freunden und auch meinem Psychotherapeuten zu reden."

Auch Melanie Koch hat einige hilfreiche Strategien für sich entwickelt: „Ich nehme starke Schmerzmittel und versuche ganz normal zu arbeiten. Meist habe ich noch mein Känguru-Bauchband mit dem Körnerkissen um, das den Unterbauch wärmt. Das ist meine Art, mit der Erkrankung umzugehen und mit ihr zu leben. Wärme jeglicher Art war und ist für mich unerlässlich, ob stundenlang baden oder mein überdimensionales Wärmekissen, mit dem ich den unteren Rücken über den Bauch bis zum Beckenbereich wärmen kann. An manchen Tagen hilft es mir sehr, im Wald spazieren zu gehen, aber manchmal ist mir auch einfach danach, im Bett zu liegen. Dann lege ich mich halt ins Bett."

Wärme hilft auch bei Michelle Röhrig: „An moderaten Tagen sitze ich mit meiner Wärmflasche am Bauch am Schreibtisch, bevorzugt im Homeoffice. Aus der Reha habe ich mitgenommen, dass ich versuche, verschiedene Entspannungstechniken und Bewegungsübungen in meinen Alltag zu integrieren. Ich nehme mir zum Beispiel abends Zeit für Progressive Muskelentspannung und besuche einen Yogakurs. Und ich gehe regelmäßig zum Osteopathen, das tut mir gut."

 MIT DER WÄRMFLASCHE GEGEN DAS MESSER? Was bei den Schmerzbeschreibungen das Messer war, scheint nun die Wärmflasche zu sein. Klar, hier ist der echte Gegenstand gemeint, aber darin steckt zugleich eine Metapher: „Wärme" kann auch bedeuten, sanft mit sich zu sein. Sich ein paar Stunden Ruhe mit einer Wärmflasche auf dem Bauch zu gönnen. Aber ebenso: sich erlauben, bei Bedarf wirksame Schmerzmittel zu nehmen.

Theresa W. hat ebenfalls Ihre persönliche Wärmflaschen-Strategie für den Umgang mit den Schmerzen gefunden: „Mir helfen vor allem leichte Mahlzeiten, Wärme und die Embryostellung, also das typische Heranziehen der Beine an den Bauch. Gerade liegen oder sitzen geht nicht, wenn die Schmerzen zu stark sind. Also, am liebsten eingerollt mit Wärmflasche ins Bett."

Was hilft Ihnen dabei, schwere Tage zu überstehen? Haben Sie ebenfalls eine Wärmflasche oder vielleicht sogar eine Art „Wärmflaschen-Ritual"? Wir stellen Ihnen diese Frage zwar am Schluss die-

Let's talk about

ses Kapitels, doch von allen Fragen ist es vielleicht die, deren Beantwortung am wichtigsten ist. Finden Sie für sich einen guten Weg, die schlimmen Tage durchzustehen. Nicht zuletzt kann das möglicherweise auch dazu beitragen, die Angst vor den Schmerzen zu verringern, weil man sich zumindest ein bisschen „vorbereitet" fühlt. Zu wissen, was anderen hilft, kann dazu eine wertvolle Inspiration sein. Auch vor diesem Hintergrund kann sich der Besuch einer Selbsthilfegruppe lohnen.

Ein Netzwerk für das Chamäleon

Endometriose ist facettenreich,
ähnlich wie ein Chamäleon.
Ebenso vielfältig sollte
das medizinische Netzwerk sein.

Eine Endometriose kann ganz unterschiedliche Ausprägungen haben: von belastenden Schmerzen in diversen Körperregionen sowie unterschiedlichster Art und Stärke bis hin zum unerfüllten Kinderwunsch. Endometriose beeinträchtigt außerdem das berufliche und private Leben Betroffener.

Theresa hatte wegen Schmerzen regelmäßig Verabredungen abgesagt. Das ging so weit, dass sie irgendwann aufgehört hat, überhaupt irgendetwas zu planen. Michelle Röhrig sieht es inzwischen positiver: „In letzter Zeit schränkt mich die Endometriose tatsächlich weniger ein, seit ich eine Reha besucht habe. Die hat mir sehr gutgetan und ich komme mit weniger Schmerzmittel aus. Davor war es aber schon so, dass ich mich an schlechten Tagen noch nicht einmal konzentrieren konnte. Ich erinnere mich an Konzerte, die ich nur halb gesehen habe, weil ich wegen der Schmerzen weder stehen noch sitzen konnte."

Let's talk about

Wieder ganz anders sieht die Situation von Sandra aus. „Die Endometriose beeinflusst alles, vom Haushalt über die Arbeit bis hin zu Beziehungen. Ich kann nicht weit laufen, muss mir meine Aufgaben gut einteilen. Manchmal schaffe ich es nicht einmal, zu duschen. Das Schlimmste aber war, dass ich wegen der Erkrankung meine zweite Ausbildung zur Heilerziehungspflegerin abbrechen musste. Darunter habe ich lange gelitten und kann es auch heute nicht richtig akzeptieren."

Melanie Koch hatte weiterhin mit Darmproblemen zu kämpfen. Sie beschreibt es so: „Die Schmerzen machten Sitzen und Liegen zur Qual. Ich bin jemand, der schon sehr leidensfähig ist. Also habe ich hoch dosierte Schmerzmittel genommen und bin arbeiten gegangen. Einschränkend waren aber die Darmprobleme: Verstopfungen wechselten sich mit Durchfällen ab. Ich habe mir eine Zeit lang sehr gut überlegt, wohin ich gehe. Denn ich musste im Notfall schnell eine Toilette erreichen. Einige Veranstaltungen habe ich deshalb einfach gemieden."

Die Resümees der vier Beispiel-Frauen zeigen: Es ist absolut wichtig, ein zuverlässiges Netzwerk aufzubauen, das die verschiedenen Facetten der Erkrankung abfängt und mildert. Doch wie kann das gelingen, an wen können Sie sich wenden?

Wohin zuerst? Und dann?

Erste Anlaufstelle für betroffene Frauen sind sicherlich Gynäkologinnen und Gynäkologen, die die Grundversorgung durchführen und Patientinnen bei Bedarf an Spezialistinnen und Spezialisten verweisen können. Das sind Ärztinnen oder Ärzte und Einrichtungen, die auf die Diagnostik und Therapie von Endometriose spezialisiert und zudem zertifiziert sind.

 SPEZIALISIERTE STELLEN FINDEN: Endometriose-Sprechstunden, Endometriose-Einheiten bzw. -Kliniken und Endometriose-Zentren werden von der Zertifizierungsgesellschaft EuroEndoCert im Rahmen eines Audits überprüft. Nach erfolgreichem Audit muss die Stelle jährlich einen Bericht abgeben; das Audit wird alle drei Jahre wiederholt. Hier finden Sie diese Einrichtungen: www.euroendocert.de/de/zertifizierte-zentren/.

EIN NETZWERK FÜR SIE

Ein Netzwerk kann Ihnen helfen,
Ihren unterschiedlichen Bedürfnissen mit
Endometriose gerecht zu werden.

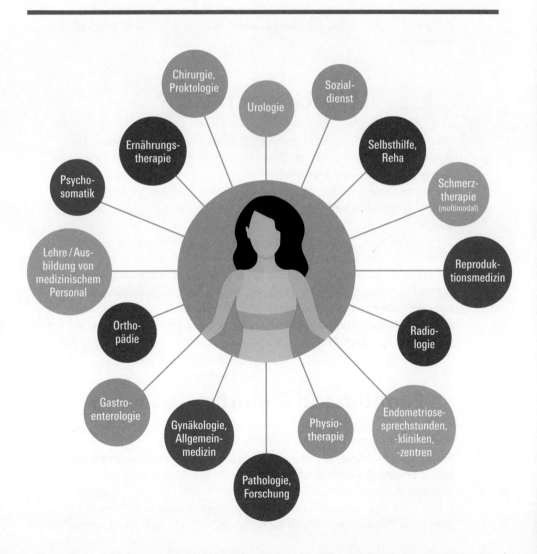

Diese spezialisierten Einrichtungen müssen also nachweisen, dass sie die Behandlung leitliniengerecht, also nach den aktuellen Standardempfehlungen, durchführen. Zudem müssen sie ein entsprechendes Netzwerk vorhalten, das den Ansprüchen der Erkrankung und den Betroffenen gerecht wird.

Ein solches Netzwerk diverser Kooperationspartnerinnen und -partner umfasst sowohl verschiedene medizinische Fachrichtungen als auch Sozialdienste und zum Beispiel integrative Therapien, also evidenzbasierte Therapien, die durch komplementäre Methoden unterstützt werden. Das Netzwerk als Ganzes soll helfen, den unterschiedlichen Bedürfnissen der Personen mit Endometriose gerecht zu werden.

Bin ich hier falsch?

Manchmal stimmt „die Chemie" einfach nicht. Eventuell fühlen Sie sich von Behandelnden nicht ernst genommen oder ständig falsch verstanden. Oder der Arzt oder die Ärztin nimmt sich Ihrem Empfinden nach zu wenig Zeit, um Ihnen zuzuhören und Sie gründlich zu untersuchen. Und außerdem werden die Beschwerden einfach nicht besser.

Es kann durchaus sinnvoll sein, seine Gynäkologin oder seinen Gynäkologen zu wechseln und eine Zweitmeinung einzuholen. Scheuen Sie sich nicht! Oder Sie besorgen sich direkt einen Termin in einer zertifizierten Einrichtung, vor allem, wenn alle Beschwerden auf eine Endometriose hinweisen. Bei der Entscheidung kann Ihnen auch Ihr Hausarzt oder Ihre Hausärztin helfen und auch direkt eine Überweisung ausstellen.

Familie und Freunde als Stütze

Nicht zu unterschätzen ist zudem das Netzwerk aus Familie und Freunden. Vielleicht fühlen sich nahestehende Menschen anfangs etwas hilflos, doch je mehr sie selbst über die Krankheit lernen und verstehen – etwa durch die Lektüre dieses Buches –, desto sicherer werden sie damit umgehen. Liebe Menschen können Halt geben in schweren Zeiten oder banale Dinge erledigen, wie den Wocheneinkauf zu übernehmen. Und sie können Betroffenen eine starke Stimme geben.

Das kann zum Beispiel Michelle Röhrig aus eigener Erfahrung bestätigen: „Ich erinnere mich an ein Erlebnis, als ich wieder mal in der Klinik war, wegen unerträglicher Schmerzen. Die Ärztin wollte mich mit Schmerzmitteln nach Hause schicken, mein Vater bestand aber auf eine schmerzlindernde Behandlung vor Ort. In solchen Situationen waren meine Eltern unglaublich wichtig, denn unter starken Schmerzen hat man selbst keine Kraft mehr, sich zu erklären oder sich zu wehren." Sie fühlt sich familiär gesehen und auch gut verstanden: „Meine Eltern haben nie an meinen Symptomen gezweifelt, von ihnen habe ich niemals so etwas gehört wie: Jetzt stell dich mal nicht so an. Gerade bei der engen Familie gibt es eher so etwas wie Hilflosigkeit. Sie möchten mich in schweren Zeiten unterstützen, wissen aber nicht, wie."

Wie erkläre ich's meinem Partner?

Unterstützung von nahestehenden
Menschen ist wertvoll.
Zugleich kann Endometriose
die Partnerschaft belasten.

Für Partner, Partnerinnen und andere Familienmitglieder ist es manchmal schwer nachzuvollziehen, dass die Betroffene unter anderem regelmäßig so starke Menstruationsbeschwerden hat, dass sie den Alltag massiv beeinflussen.

Schauen wir noch einmal auf unsere Beispiel-Frauen. Welche Situationen haben sie bislang erlebt? Welcher Kummer belastet sie hier? Michelle Röhrig berichtet: „Ich bin seit mehr als sieben Jahren Single, das ist – wenn ich mich so in meinem Freundeskreis umschaue – in meinem Alter eher ungewöhnlich. Also ja, ich denke schon, dass Endometriose das Thema Partnerschaft beeinflusst. Oft ist da der Gedanke: Ich möchte für niemanden ein Klotz am Bein sein. An diesem Mindset arbeite ich noch."

„Mein Mann hat ja alles mitbekommen, die Schmerzen, die Diagnose", sagt Melanie Koch. „Viel drüber reden mussten wir daher gar nicht. Ich glaube, für ihn ist die Erkrankung manchmal schwieriger als für mich, weil er gern mehr tun würde. Er fühlt sich hilflos." Theresa machte in ihrem Bekanntenkreis durchwachsene Erfahrungen: „Endometriose ist für jemanden, der das nicht kennt, kaum nachzuvollziehen. Freunde sagten immer: Aber dagegen muss es doch etwas geben! Sie haben schon verstanden, dass es eine chronische Erkrankung ist. Aber nach jedem Erklären geriet das wieder schnell in Vergessenheit. Und wenn ich dann doch wieder einen Termin abgesagt habe, gab es nicht nur Verständnis."

Kommen Ihnen hier einige Gedanken bekannt vor? Wie hat Ihr Partner oder Ihre Familie auf die Diagnose reagiert? Vorausgesetzt, Sie haben bereits die Diagnose Endometriose. Denn bei diesem Thema zeigt sich einmal mehr, wie wichtig es ist, dass Betroffene zügig die Diagnose erhalten.

Es hilft, wenn das Übel einen Namen hat

Die Diagnose entlastet. Das mag vielleicht zunächst paradox klingen, da die Diagnose im Falle einer Endometriose auch bedeutet, akzeptieren zu müssen, dass man eine ernsthafte, chronische Erkrankung hat. Aber allein schon die Krankheit benennen zu können, beruhigt viele Betroffene – und mit ihnen auch ihre Partner, Partnerinnen und Angehörige. Denn auf einmal sind es nicht mehr bloß „diese krassen Schmerzen", die konfusen anderen Beschwerden und die Unsicherheit: „Was ist eigentlich mit mir los?" Mit der Diagnose kehrt eine Art Sicherheit zurück, den Einschränkungen und ihren Ursachen einen Namen geben zu können.

Die Diagnose hilft zudem, Vorurteile zu entkräften. Sie kann auch den Selbstzweifeln entgegenwirken, die viele Betroffene im Laufe der Zeit entwickeln. Denn endlich ist klar: „Nein, ich bilde mir das alles nicht ein, ich jammere nicht nur 'rum. Ich habe eine Erkrankung und sie heißt Endometriose."

Für viele Frauen ist die Diagnose deshalb ein wichtiger Punkt im Verlauf der Erkrankung – oftmals nach einem langjährigen Leidensweg. Sie können sich noch gut an den Tag, die Stunde oder die Situation erinnern, als sie erfuhren: „Ich habe Endometriose."

Bei Theresa lagen zwischen den ersten Beschwerden und der Diagnose knapp 14 Jahre. „Ich war eigentlich nur erleichtert", sagt sie heute, wenn man sie nach der Diagnose fragt, „erleichtert, dass ich endlich wusste, was mit mir los ist."

Sandra erinnert sich an ihren Diagnose-Lichtblick: „Ich wusste erst gar nicht, was der Arzt von mir will. Ich war bei so vielen Ärzten und alle hatten gesagt: Da ist nichts. Bei manchen Frauen sei das nun mal so. Oder das sei psychisch. Im selben Moment dachte ich: Okay, diese ganzen Symptome und Beschwerden waren also wohl doch nicht so normal, wie mir gesagt wurde. Das war wie ein Lichtblick."

„Als ich die Diagnose erhielt, war ich erst einmal erleichtert", sagt Michelle Röhrig. „Endlich hatte das Kind einen Namen. Und vor allem wurde mir klar: Nein, ich habe mir das nicht alles die ganze Zeit eingebildet oder übertrieben."

Für Melanie Koch kam die Erkenntnis nach der OP: „Ich lag im Aufwachraum und der Arzt erklärte mir, dass ich – bezogen auf das Stadium – eine weit fortgeschrittene Endometriose habe. Statt über diesen Befund entsetzt zu sein, habe ich mich gefreut. Warum? Ich dachte in dem Moment: Ich bin also doch nicht verrückt. Ich war einfach nur erleichtert."

Natürlich ist die Diagnose schon deshalb wichtig, weil sie die Möglichkeit eröffnet, die Beschwerden zu behandeln. Doch auch für die Partnerschaft spielt sie eine Rolle, sie macht es möglich, über die Erkrankung zu sprechen und gemeinsam mit der Erkrankung leben zu lernen.

 ENDLICH SELBST RECHERCHIEREN! Mithilfe der Diagnose haben der Partner und andere nahestehende Menschen Gelegenheit, selbst zur Erkrankung zu recherchieren, etwa mithilfe der in diesem Buch genannten Quellen. Sie sind nicht mehr allein auf die subjektiven Beschreibungen der Betroffenen angewiesen. Diese wiederum wird so entlastet, weil sie nicht mehr so viel erklären muss.

Wie erkläre ich's meinem Partner?

GEMEINSAM DARÜBER SPRECHEN

Folgende Punkte können hilfreich
sein, wenn Sie mit Ihrem Partner
über Ihre Erkrankung sprechen.

○ Achten Sie auf eine achtsame, respektvolle und bewusste Kommunikation. Nehmen Sie sich Zeit für Ihren Partner, zum Beispiel mit gemeinsamen, regelmäßigen Auszeiten.

○ Nehmen Sie Ihre eigenen Gefühle und Wünsche ernst beziehungsweise werden sich derer bewusst.

○ Sprechen Sie offen über Ängste und Bedürfnisse. Das gilt für beide: Jeder darf sich offen äußern. Nehmen Sie sich dabei Zeit, um dem jeweils anderen gut zuzuhören.

○ Sprechen Sie mit Ihrem Partner oder Ihrer Partnerin über Ihre Beschwerden und die Diagnose. Erläutern Sie, dass Regelschmerzen sich von Person zu Person unterscheiden und dass bei Endometriose die Schmerzen stärker sind.

○ Erklären Sie Ihrem Partner oder Ihrer Partnerin, dass sich durch gebärmutterschleimhautähnliches Gewebe im Körper häufig Entzündungen und Narben bilden, Organe betroffen sein können und Endometriose eine chronische Erkrankung ist.

○ Planen Sie gemeinsam: Mitunter treten Beschwerden und Schmerzen regelmäßig und wiederkehrend auf, sodass Sie absehen können, wann Sie am stärksten eingeschränkt sind. Beziehen Sie und Ihr Partner diese möglichen Zeitfenster mit ein, wenn Sie Termine planen.

○ Die gemeinsame Sexualität ist ein sensibles, intimes Thema. Erklären Sie, wann Schmerzen auftreten können. Nehmen Sie sich Zeit, um mit Ihrem Partner darüber zu sprechen, und suchen Sie gemeinsam nach möglichen Wegen, wie der Sex für Sie beide schön und erfüllend sein kann.

○ Ein unerfüllter Kinderwunsch kann für Sie als Paar zu einer großen Belastung werden. Sprechen Sie offen auch über dieses Thema und Ihre damit verbundenen Wünsche und Ängste.

○ Es ist normal, dass solche Gespräche mitunter schwerfallen. Fehlen Ihnen untereinander irgendwann die Worte, scheuen Sie sich nicht, nach Hilfe zu fragen.

„Seit ich die Diagnose Endometriose habe", sagt zum Beispiel Sandra, „zeigt meine Familie viel Verständnis. Das war nicht immer so. Meine Mama sagte vor Kurzem zu mir: Ich dachte oft, du übertreibst. – Sie wusste es einfach nicht besser und es tat ihr im Nachhinein sehr leid."

Und Melanie Koch berichtet über ihren Umgang mit der Erkrankung und ihren Folgen: „Im Freundeskreis habe ich über alles offen geredet, vor allem, nachdem mir Teile des Darms entfernt wurden. Denn ich musste anfangs echt oft auf die Toilette, manchmal bis zu 20-mal am Tag. Der Körper lernt mit der Zeit, zu kompensieren. Wenn ich Durchfall habe, merke ich schon, dass mir viel Darm fehlt, im Alltag hat es sich aber gut eingespielt. Dennoch: Ich verstecke nichts und ich rede nichts schön."

Liebe, Lust und Frust

Unter einer Endometriose leiden nicht nur Betroffene selbst, sondern auch Angehörige, allen voran Partner und Partnerinnen. Über 60 Prozent der Endometriose-Betroffenen geben an, dass infolge der Endometriose Partnerschaftsprobleme aufgetreten sind. Gründe dafür sind ein eingeschränktes Sozialleben, die Belastung durch eine chronische Erkrankung, eingeschränkte Sexualität und ungewollte Kinderlosigkeit. Das klingt nun sehr abstrakt, hinter diesen Stichworten vergeben sich jedoch zahlreiche sehr persönliche Leidensgeschichten.

Wichtig ist an dieser Stelle: Dass „Partnerschaftsprobleme aufgetreten sind" heißt nicht, dass alle Beziehungen daran zerbrochen sind! Probleme lassen sich schließlich lösen, und einige Beziehungen gewinnen sogar dadurch mehr Tiefe, dass man gemeinsam schwere Zeiten übersteht. Was sagen unsere Beispiel-Frauen zu diesem Thema?

„Generell versuche ich, der Endometriose in meinem Leben möglichst wenig Platz einzuräumen", betont Melanie Koch. „Aber natürlich gibt es gute und schlechte Tage. Zum Beispiel, wenn es um unseren Kinderwunsch geht. Nach zehn Jahren kommt dann schon der Gedanke, aufzugeben. Und dann sind da die Schuldgefühle dem Partner gegenüber, dass es an mir liegt, dass wir wahrscheinlich keine Kinder bekommen können."

„Für meinen Partner war das alles schwer zu verstehen, auch wenn er es wirklich versucht hat", sagt Theresa W. Im Moment ist sie Single. „Natürlich beeinflusst die Endometriose die Partnerschaft. Wir haben drüber geredet, aber irgendwann ist halt auch alles gesagt. Die Erkrankung war nicht täglich Thema."

Und Sandra V. erzählt: „Meine Partner haben unterschiedlich reagiert. Natürlich ist es nicht schön, wenn man den Sex mal abbrechen muss, aber von meinem letzten Partner kamen nie Vorwürfe. Er hatte immer Verständnis. Anders mein Partner davor. Der war genervt, wenn wir keinen Sex haben konnten oder wenn nur eine bestimmte Stellung ging."

„Man muss jemanden finden, der mit der Erkrankung umgehen kann", sagt Michelle Röhrig. „Jemanden, der versteht, dass man an einigen Tagen vielleicht mal mehr Unterstützung braucht. Daran ist meine letzte Beziehung gescheitert – vermute ich jedenfalls. Das hat mich schon geprägt."

Warum schmerzt Sex?

Endometriose schränkt den Alltag auf vielen Ebenen ein, für Paare kommen dann noch die sexuellen Probleme „on top". Denn leider hat die Erkrankung gerade in diesem Bereich oft massive, negative Auswirkungen.

(Chronische) Schmerzen können die Lust am Sex nehmen. Das kann so weit gehen, dass es für Betroffene kaum zu glauben ist, dass Sex auch Spaß machen könnte.

So erzählt beispielsweise Sandra V.: „Beim Sex habe ich mich oft gefragt: Was mögen die Menschen daran? Ich kannte nur Schmerzen und habe erst durch meine Diagnose erfahren, dass es nicht normal ist, dass Erregung schmerzt."

„Ich hatte immer wieder Schmerzen beim Geschlechtsverkehr, meist stellungsabhängig", berichtet Melanie Koch. „Wenn mein Partner an einen bestimmten Punkt kam, war es wirklich direkt vorbei. Es fühlte sich an, als würde der Schmerz über die Nervenbahn ins Bein schießen und der Nerv tat dann stundenlang weh. Aber ich dachte lange, das sei normal."

Wie kommt es zu diesen Schmerzen? Sie treten beispielsweise auf, wenn Endometriose-Herde im kleinen Becken, der Gebärmutter oder der Scheide liegen. Beim penetrativen Geschlechtsverkehr können diese störend oder schmerzhaft sein. Während der sexuellen Erregung kommt es zur Schwellung der Organe und einem Pulsieren in Gebärmutter und Becken, was die Schmerzempfindung weiter verstärken kann.

Chronifiziert sich der Schmerz, setzt dies die Schmerzschwelle herab. Das verschlimmert die Situation, Betroffene empfinden Schmerzen dann noch intensiver. Ebenso können Verwachsungen oder die von Endometriose verursachten Entzündungsreaktionen im Körper Schmerzen hervorrufen.

 MANCHMAL KOMMEN DIE SCHMERZEN SPÄTER:
Schmerzen können entweder direkt oder verzögert
auftreten, zum Beispiel ein bis zwei Stunden nach
dem sexuellen Akt. Der Grund dafür: Bei der sexuellen
Erregung und einem Orgasmus schüttet der Körper
schmerzstillende Endorphine aus.

Sexualität kann auf verschiedene Weise gelebt werden. Dennoch: In einer Partnerschaft ist mitunter eine nicht erfüllte Sexualität für beide Partner belastend. Lustempfinden, Feuchtsein, Anschwellen der Klitoris und der Vulvalippen sind wichtig für eine erfüllende Sexualität.

Wenn Schmerzen beim Sex auftreten, besprechen Sie dies als Paar. Andere Stellungen oder Praktiken mit weniger tiefer Penetration des Penis können Abhilfe schaffen. Dazu kann ein ausgedehntes und entspanntes Liebesspiel gehören, das nicht unbedingt penetrativen Geschlechtsverkehr einschließt.

Oder Sie erkunden, was Sie als schön empfinden und Sie erregt, gegebenenfalls erst für sich alleine und dann gemeinsam in einer Partnerschaft.

Alternativ gibt es Aufsätze für den Penis, die beim penetrativen Geschlechtsverkehr die Eindringtiefe des Penis reduzieren und so eventuell Schmerzen in der Tiefe der Scheide vermeiden. Gleitgel kann bei einer zu geringen Feuchtigkeit der Vagina Abhilfe schaffen.

Es besteht zumindest eine gewisse Hoffnung, dass medizinische Maßnahmen zur Behandlung der Endometriose auch die Schmerzen beim Sex reduzieren können. Melanie Koch sagt dazu: „Auch nachdem die Endometriose-Herde in der Vagina entfernt wurden, ist der Sex manchmal unangenehm, aber nicht mehr so krass schmerzhaft wie vorher. Mein Partner weiß das und tastet sich vorsichtig vor."

Wie erkläre ich's meinem Partner?

Mehr als Geschlechtsverkehr

Lange Zeit ging man davon aus, dass sich die sexuelle Gesundheit Endometriose-Betroffener automatisch bessere, wenn die Ursachen der Schmerzen behandelt würden. Heute weiß man: Es ist komplexer, als allein die Endometriose-Herde zu entfernen und die Schmerzen beim penetrativen Geschlechtsverkehr zu mindern.

Wir müssen uns bewusst machen, dass Sexualität und Sex mehr ist als penetrativer Geschlechtsverkehr. Eng verbunden ist damit beispielsweise immer auch das Thema Familienplanung.

 „WOLLEN WIR KINDER?": Wenn Sie diese Fragen beschäftigen, dann sprechen Sie, falls noch nicht geschehen, mit Ihrem Partner über die Familienplanung, klären Sie Ihre jeweiligen Vorstellungen und Wünsche. Falls eine Schwangerschaft auf natürlichem Weg ausgeschlossen ist, ziehen Sie eine Kinderwunschbehandlung in Betracht (siehe Seite 75).

Wenn Sie feststellen, dass Sie oder Ihr Partner mit der Erkrankung nur schlecht umgehen können oder dass sich Ihre Beziehungsprobleme gemeinsam nicht lösen lassen, holen Sie sich Unterstützung von außen – zum Beispiel durch eine psychologische Beratung oder eine Paarberatung. Die Beratung oder psychotherapeutische Unterstützung können Sie allein oder zusammen mit Ihrem Partner in Anspruch nehmen.

Qualifizierte Hilfe finden Sie beispielsweise mithilfe der folgenden Webseite: www.therapie.de/psychotherapie/-schwerpunkt-/sexualtherapie/.

Bei der Auswahl des Therapeuten oder der Therapeutin sollten Sie darauf achten, dass es sich um medizinisch ausgebildetes Personal handelt.

Für Partner und Partnerinnen von Endometriose-Betroffenen wird ein Seminar des Endometriose-Rehabilitationszentrums Bad Schmiedeberg angeboten: www.eisenmoorbad-bad-schmiedeberg.de/Endometriose.html.

Partner selbst können hier qualifizierte Informationen erhalten: www.gesundheitsinformation.de/meine-partnerin-hat-endometriose-was-bedeutet-das-fuer-mich.html.

Let's talk about

Was wünschen Sie sich?

Zum „Darüberreden" gehört es auch,
Wünsche zu äußern. Was soll sich
im Umgang mit Endometriose ändern?

Wir haben die vier Betroffenen gefragt: Was wünschen Sie sich in
Bezug auf die Erkrankung Endometriose? Das sind ihre Antworten.

„Ich wünsche mir, dass weiterhin geforscht wird und mehr wirksame Medikamente auf den Markt kommen; und dass mehr ins Be-
wusstsein rückt, dass Endometriose eine Erkrankung ist, die einfach
irre viele Patientinnen betrifft und deren Leben massiv beeinflusst;
und dass Endometriose keine komische Frauenkrankheit ist. Niemand sollte sich dafür schämen müssen. All das muss mehr Thema
werden, wir müssen offen darüber sprechen." (Theresa W.)

„Es ist überfällig, dass sich die Wahrnehmung ändert und dass
wir besser verstehen, was Endometriose überhaupt ist. Wir müssen
mehr über die verschiedenen Folgen der Erkrankung sprechen. Natürlich ist es schlimm, wenn Frauen keine Kinder bekommen können. Doch es ist auch schlimm, wenn man Organe verliert, Menschen mit Blasenschrittmacher oder künstlichem Darmausgang leben müssen. Endometriose ist so viel mehr als starke Menstruationsbeschwerden und Unfruchtbarkeit." (Sandra V.)

„Ich hoffe, dass die Forschung noch mehr Fahrt aufnimmt. Es
gibt noch etliche weiße Stellen, besonders bei den Ursachen der Erkrankung. Und ich wünsche mir, dass die Wartezeiten für Betroffene
kürzer und die Abrechnungsformalitäten einfacher werden. Stand
heute ist es zudem nicht möglich, mit der alleinigen Diagnose Endometriose eine Physiotherapie auf Rezept zu erhalten. Das muss sich
ändern, um die Versorgung aller Betroffenen zu verbessern."
(Michelle Röhrig)

„Ich werde wütend, wenn ich sehe, dass ich als Kinderlose einen Zuschlag auf die Pflegeversicherung zahlen muss. Und der
Staat unterscheidet nicht, ob ich gewollt kinderlos bin oder bereits
mehr als 20 000 Euro in Kinderwunschbehandlungen investiert habe.
Das sollte berücksichtigt werden. Ansonsten hoffe ich auf einen

Durchbruch in der Forschung und dass jemand doch noch ein Wundermittel gegen Endometriose entdeckt. Und ich wünsche mir, dass Endometriose mehr Platz in der Ausbildung der Ärztinnen und Ärzte erhält." (Melanie Koch)

Fordern statt wünschen

Was hier sehr deutlich auffällt: Das sind keine naiven Wünsche, keine der Frauen spricht hier von einer Wunderheilung über Nacht (auch wenn sich darüber sicher alle sehr freuen würden). Eigentlich sind das eher Forderungen – an die Forschung, die Medizin, die Politik und die Gesellschaft. Und es sind Wünsche, für deren Erfüllung man sich engagieren kann.

Dies geschieht bereits. Wie gemeinnützige Kräfte die Forschung vorantreiben, konnten Sie bereits im ersten Kapitel nachlesen. Auch Selbsthilfegruppen spielen hier eine Rolle, nach dem Motto „Gemeinsam sind wir stark". Hinzu kommen mutige Betroffene, die über ihre Erkrankung schreiben oder sprechen, wie die vier hier vorgestellten Frauen und viele weitere, oft in den sozialen Medien.

Auch Sie selbst können aktiv werden. Klar, zunächst einmal ist es Ihr Ziel, dass es Ihnen persönlich besser geht, was völlig legitim ist. Doch oft geht beides ohnehin Hand in Hand. So kann es beispielsweise sein, dass ein Hausarzt erst durch eine Patientin angeregt wird, sich mit dieser Erkrankung zu befassen. Dadurch wird er dann vielleicht hellhörig, wenn eine andere Patientin jeden Monat wegen sehr starker Regelschmerzen eine Krankschreibung braucht.

Ebenso können Sie – wenn Sie sich dazu bereit fühlen – das Thema auch in anderen Kontexten ins Spiel bringen. Eventuell haben Sie Möglichkeiten, zu erreichen, dass einige Schülerinnen und Schüler mehr über diese Erkrankung lernen. Oder vielleicht engagieren Sie sich bereits politisch, etwa in einer Partei. Dann können Sie dort beispielsweise Überlegungen wie die von Melanie Koch zur Pflegeversicherung zur Diskussion stellen. Denn um hier eine mögliche Ungerechtigkeit zu erkennen, muss man überhaupt erst mal auf das Thema aufmerksam werden!

Wichtig ist aber auch die Frage: Was wünschen Sie sich, liebe Leserin? Oder auch: Was macht Sie im Zusammenhang mit Ihrer Endometriose besonders wütend? Was würden Sie gern ändern – was lässt sich vielleicht sogar ändern?

Was Betroffene Ihnen raten

Zum Schluss des Buches möchten wir Ihnen noch etwas sehr Wertvolles mit auf den Weg geben: Tipps von anderen Betroffenen. Wir haben die vier Frauen gefragt, was sie anderen Frauen mit Endometriose raten würden.

1 SPEZIALISIERTE EINRICHTUNGEN. „Bei nur dem kleinsten Verdacht würde ich heute direkt in eine spezialisierte Einrichtung gehen und mich nicht vom niedergelassenen Gynäkologen abspeisen lassen, der sich vielleicht nicht gut mit dem Thema auskennt." (Theresa W.)

2 VERTRAUEN SIE SICH! „Vertrau dir selbst, auch wenn der zehnte Arzt sagt: ‚Das kann nicht sein.' Horch in dich hinein und vertrau darauf, was sein Körper dir sagt." (Sandra V.)

3 SELBST SCHLAU MACHEN. „Ich kann nur jeder Betroffenen empfehlen, Eigeninitiative zu zeigen und sich selbst über das Thema Endometriose zu informieren. Das macht einen in Gesprächen mit Ärzten sicherer. Und es ist die Basis, um den eigenen Weg mit verschiedenen Therapieansätzen für das Leben mit Endometriose zu finden." (Michelle Röhrig)

4 FRÜH ZUM ARZT! „Ich würde jeder sagen: Geh so früh zum Arzt wie möglich. Und wenn das jemand ist, der nicht gut informiert ist, dann hol einfach eine zweite und dritte Meinung ein. Vielleicht hätte die Endometriose nicht dieses Ausmaß angenommen, wenn ich mich früher hätte untersuchen lassen." (Melanie Koch)

Wir hoffen, dass Ihnen die Lektüre dieses Buches Mut gemacht hat, die Hoffnung nicht aufzugeben, sondern Ihr Leben mit der Erkrankung zu gestalten. Stark, selbstbestimmt und selbstbewusst.

Was wünschen Sie sich?

HILFE

Adressen
Mögliche Schmerztherapien
Register

ADRESSEN

IM NETZ

Die Leitlinien der AWMF (Arbeitsgemeinschaft der Wissenschaftlichen Medizinischen Fachgesellschaften e. V.) geben Empfehlungen, wie Erkrankungen zu diagnostizieren und zu behandeln sind. Die **AWMF-Leitlinie für Endometriose** ist hier zu finden: register.awmf. org/de/leitlinien/detail/015-045

Die BzgA – Bundeszentrale für gesundheitliche Aufklärung – hat ein **Portal für Betroffene** eingerichtet, mit Informationen und Anlaufstellen: frauengesund heitsportal.de/themen/endometriose/

Das IQWiG – Institut für Qualität und Wirtschaftlichkeit im Gesundheitswesen – ist ein unabhängiges wissenschaftliches Institut, das aus der gesetzlichen Krankenversicherung finanziert wird. Es bewertet **Behandlungen und Untersuchungen** und gibt kostenfreie Antworten auf häufige Gesundheitsfragen, auch zu Endometriose: gesundheitsinfor mation.de/endometriose.html

Webseite der **Arbeitsgemeinschaft Endometriose (AGEM)** der Deutschen Gesellschaft für Gynäkologie und Geburtshilfe: www.ag-endometriose.de/start

Webseite der Stiftung **Endometriose-Forschung:** endometriose-sef.de

Webseite der **Europäischen Endometriose-Liga** (nur auf Englisch): euroendometriosis.com

EuroEndoCert zeigt, wo es zertifizierte Einrichtungen gibt: euroendocert.de/de/ zertifizierte-zentren/

Die **Endo-App** ist eine digitale Gesundheitsanwendung und als Medizinprodukt zugelassen. Sie unterstützt Betroffene durch evidenzbasierte und leitlinienkonforme Inhalte, Methoden und Übungen der multimodalen Schmerztherapie und Endometriose-Therapie. Außerdem beinhaltet sie ein Symptomtagebuch: endometriose.app

Die **Weiße Liste** kann Informationen darüber geben, welche Gesundheitsanbieter und Angebote es vor Ort gibt. Sie begleitet Menschen auf ihrem Weg zu einer bedarfs- und bedürfnisgerechten gesundheitlichen Versorgung und unterstützt sie darin, den eigenen Behandlungsprozess mitzugestalten. Dabei wird die Qualität von Anbietern und Anwendungen transparent gemacht: weisse-lis te.de/krankenhaus

Psychotherapeuten und -therapeutinnen können Betroffene unter psychotherapiesuche.de finden. Eine Vorauswahl etwa nach Spezialisierung bzw. zu behandelnder Störung – z. B.I sexuelle Funktionsstörungen – erleichtert die Orientierung. Belastet die Erkrankung das sexuelle Erleben, kann eine **Sexualtherapie** helfen. Therapeutinnen und Therapeuten mit diesem Schwerpunkt finden Sie unter: therapie.de/psychotherapie/-schwerpunkt-/sexualtherapie/

Explizit geschulte **Physiotherapeuten und -therapeutinnen** können vaginale Untersuchungen durchführen und sogenannte Schmerz- oder Triggerpunkte gezielt behandeln. Eine Übersicht bietet zum Beispiel die Arbeitsgemeinschaft Gynäkologie, Geburtshilfe, Urologie, Proktologie des Deutschen Verbands für Physiotherapie: ag-ggup.de/therapeutenliste/therapeutenliste-beckenboden/

Das Bundesministerium für Familie, Senioren, Frauen und Jugend hat eine Internetplattform zur **„Hilfe und Unterstützung bei ungewollter Kinderlosigkeit"**. Dort gibt es ausführliche Infos zu Ursachen, Behandlung, Beratung und Unterstützung. Viele Erfahrungsberichte und Expertengespräche in Form von Videos und Podcasts ergänzen die Seite: informationsportal-kinderwunsch.de

Für Partner und Partnerinnen von Endometriose-Betroffenen wird ein **Seminar** des Endometriose-Rehabilitationszentrums Bad Schmiedeberg angeboten: eisenmoorbad-bad-schmiedeberg.de/Endometriose.html

Partner und Partnerinnen können hier **qualifizierte Informationen** erhalten: www.gesundheitsinformation.de/meine-partnerin-hat-endometriose-was-bedeutet-das-fuer-mich.html

SELBSTHILFEGRUPPEN

Die meisten Selbsthilfegruppen haben Ortsgruppen, die regelmäßige Treffen anbieten, zum Beispiel:

Die **Endometriose-Vereinigung Deutschland e. V.** (EVD) ist die größte und älteste Selbsthilfeorganisation von und für Endometriose-Betroffenen in Deutschland. Der gemeinnützige Verein wurde 1996 gegründet, ihm gehören über 3 000 Mitglieder an: endometriose-vereinigung.de/

Die **Endometriose Vereinigung Austria** (EVA) wurde im Jahr 2002 als Österreichische Endometriose Vereinigung gegründet: eva-info.at

Die schweizerische Endometriose-Vereinigung **Endo-Help** wurde 2011 von betroffenen Frauen gegründet: endo-help.ch/

SOCIAL MEDIA

Auf **Social-Media-Kanälen**, allen voran Instagram, tauschen sich Betroffene unter den Hashtags #endosisters und #endowarrior aus.

MÖGLICHE SCHMERZTHERAPIEN

Eine Schmerztherapie muss mit einem Arzt oder
einer Ärztin abgesprochen und Indikation und
Kontraindikation individuell überprüft werden.

WIRKSTOFF	EINZELDOSIS UND MAXIMALE TAGESDOSIS*	KOMMENTAR / MÖGLICHE NEBENWIRKUNGEN / HINWEISE ZUR VERTRÄGLICHKEIT
NICHTSTEROID. ANTIRHEUMATIKA (NSAR) (NICHTOPIOID-ANALGETIKA)		
Ibuprofen	400 – 600 mg (bis zu drei- bis viermal täglich), maximale Tagesdosis 2 400 mg/d	400 mg rezeptfrei erhältlich, UAW: Magen- schmerzen /-blutung, Nierenschäden, Risiko von Herz-Kreislaufereignissen
Naproxen	500 mg (bis zu zweimal täglich), maximale Tages- dosis 1 250 mg/d	250 mg rezeptfrei erhältlich, UAW: Magen- schmerzen /-blutung, Nierenschäden, Risiko von Herz-Kreislaufereignissen
Diclofenac	25 – 50 mg (bis zu dreimal täglich), maximale Tages- dosis 150 mg/d	25 mg rezeptfrei erhältlich, UAW: Magen- schmerzen /-blutung, Nierenschäden, Risiko von Herz-Kreislaufereignissen
ANDERE NICHTOPIOID-ANALGETIKA		
Metamizol	500 – 1 000 mg Tabl. bzw. 20 – 40 Tropfen (bis zu vier- mal täglich), maximale Tagesdosis 4 000 mg/d	UAW: Schwitzen, Übelkeit, Abnahme des Blutdrucks und selten Abfall der weißen Blut- körperchen; keine Anwendung bei Asthma bronchiale
Paracetamol	500 – 1 000 mg Tabl. (bis zu viermal täglich), maximale Tagesdosis 4 000 mg/d	Dosierung in Abhängigkeit von Körpergewicht und Alter, in der Regel mit 10 bis 15 mg/kg Körpergewicht als Einzeldosis, bis maximal 60 mg/kg Körpergewicht als Tagesgesamtdosis. Leber-/Nierenschädigung (THD darf keinesfalls überschritten werden, THD maximal 72 Stunden)

WIRKSTOFF	EINZELDOSIS UND MAXIMALE TAGESDOSIS*	KOMMENTAR/MÖGLICHE NEBENWIRKUNGEN/HINWEISE ZUR VERTRÄGLICHKEIT
SPASMOLYTIKA		
Butylscopolamin	10 – 20 mg Dragées (bis zu dreimal täglich), maximale Tagesdosis 60 mg	UAW: Niedriger Blutdruck, Schwindel, Überempfindlichkeit, keine Anwendung bei Engwinkelglaukom
Methocarbamol	750 – 1 500 mg Tabl. (bis zu dreimal täglich), maximale Tagesdosis 7500 mg	Initialdosis viermal täglich 1 500 mg, dann bis zu dreimal täglich 750 – 1 500 mg. Die Dauer der Anwendung soll 30 Tage nicht überschreiten.
OPIOIDE ÜBER DIE PERIODENABHÄNGIGEN SCHMERZTAGE		
Tramadol, retard	50 – 100 mg (bis zu zweimal täglich), maximale Tagesdosis 400 mg	nicht täglich einnehmen wegen Abhängigkeit, bei Neueinstellung Übelkeit oder Müdigkeit, bei dauerhafter Einnahme Verstopfung
Tilidin/Naloxon, retard	50 – 100 mg (bis zu zweimal täglich), maximale Tagesdosis 600 mg	nicht täglich einnehmen wegen Abhängigkeit, UAW: bei Neueinstellung Übelkeit oder Müdigkeit, bei dauerhafter Einnahme Verstopfung
CO-ANALGETIKA – ANTIDEPRESSIVA		
Amitriptylin	10 – 25 mg (zweimal täglich), maximale Tagesdosis 100 mg	im Falle von Tropfen, diese in ein Glas Wasser tropfen; schrittweise erhöhen, bis Schlafqualität gut und kein morgendlicher Überhang, UAW: Mundtrockenheit, Verstopfung

WIRKSTOFF	EINZELDOSIS UND MAXIMALE TAGESDOSIS*	KOMMENTAR / MÖGLICHE NEBENWIRKUNGEN / HINWEISE ZUR VERTRÄGLICHKEIT
CO-ANALGETIKA – ANTIKONVULSIVA		
Pregabalin	25 mg zweimal täglich beginnen, schrittweise erhöhen. Die Dosis liegt zwischen 150 und 600 mg täglich, verabreicht in 2 oder 3 Einzeldosen.	langsam aufdosieren, beim Absetzen über eine Woche ausschleichen, UAW: Müdigkeit, Schwindel, Konzentrationsstörung
Gabapentin	Tag 1: 300 mg einmal täglich, Tag 2: 300 mg zweimal täglich, Tag 3: 300 mg dreimal täglich; maximale Tagesdosis 3 600 mg	langsam aufdosieren, beim Absetzen über eine Woche ausschleichen, UAW: Müdigkeit, Schwindel, Konzentrationsstörung

*mit Rezept und in ärztlicher Absprache

Abgaben: Std. = Stunden, supp. = Zäpfchen, Tabl. = Tabletten, THD = Tageshöchstdosis, UAW: und andere Wirkungen

Wie hoch Sie Schmerzmittel dosieren, hängt vom individuellen Schmerzempfinden ab. Dennoch gilt: Die Dosierung ist ganz wesentlich – sie sollte weder zu niedrig noch zu hoch sein. Halten Sie unbedingt die vorgegebenen Zeitabstände zwischen den einzelnen Einnahmen ein.

Zudem gilt als Faustregel: Nehmen Sie Schmerzmittel maximal vier Tage hintereinander und nicht mehr als zehn Tage im Monat.

REGISTER

Die Stiftung Warentest wurde 1964 auf Beschluss des Deutschen Bundestages gegründet, um dem Verbraucher durch vergleichende Tests von Waren und Dienstleistungen eine unabhängige und objektive Unterstützung zu bieten.

Die Autorinnen:

Dr. med. Stefanie Burghaus ist seit 2017 leitende Oberärztin am Endometriosezentrum des Universitätsklinikums Erlangen. 2020 war sie außerdem als Koordinatorin an der Aktualisierung und Überarbeitung der Leitlinien für die Diagnostik und Therapie für Patientinnen mit Endometriose beteiligt.

Dr. Sigrid März ist freischaffende Wissenschaftsjournalistin und Autorin und scannt als leitende Redakteurin von MedWatch das Netz regelmäßig nach unseriösen und gefährlichen Heilsversprechen. Als Dozentin lehrt sie außerdem journalistisches Schreiben.

© 2024 Stiftung Warentest, Berlin

Stiftung Warentest
Lützowplatz 11–13
10785 Berlin
Telefon 0 30/26 31–0
Fax 0 30/26 31–25 25
www.test.de
email@stiftung-warentest.de

USt-IdNr.: DE136725570

Vorständin: Julia Bönisch
Weitere Mitglieder der Geschäftsleitung:
Dr. Holger Brackemann, Daniel Gläser,
Dr. Birger Venn-Hein

Programmleitung: Niclas Dewitz

Autorinnen: Dr. med. Stefanie Burghaus,
Dr. Sigrid März

Projektleitung: Lisa Frischemeier, Eva Gößwein, Veronika Schuster
Lektorat: Heike Plank, Holtum, Eva Gößwein
Korrektorat: Susanne Reinhold, Berlin
Titelentwurf: Christian Königsmann
Layout: Christian Königsmann
Grafik, Satz: Josephine Rank, Berlin
Infografiken: Josephine Rank, Berlin
Bildnachweis: Titel: Clare Muhametzyanova (AdobeStock), Porträt: Michael Rabenstein/Uni-Klinikum Erlangen; GettyImages: S. 9, 21, 36, 83, 121, 153
Produktion: Christian Königsmann
Verlagsherstellung: Rita Brosius (Ltg.), Romy Alig, Susanne Beeh
Litho: tiff.any, Berlin
Druck: MEO MEDIA, eine Marke der Meinders & Elstermann GmbH & Co. KG, Belm

ISBN: 978-3-7471-0773-7

Wir haben für dieses Buch 100 % Recyclingpapier und mineralölfreie Druckfarben verwendet. Stiftung Warentest druckt ausschließlich in Deutschland, weil hier hohe Umweltstandards gelten und kurze Transportwege für geringe CO_2-Emissionen sorgen. Auch die Weiterverarbeitung erfolgt ausschließlich in Deutschland.